Vaincre l’eczéma

Paru sous le titre original de : *The Natural Way: Eczema*

LES PUBLICATIONS MODUS VIVENDI INC.
55, rue Jean-Talon Ouest, 2e étage
Montréal (Québec) Canada H2R 2W8

Directeur général : Marc Alain
Design de la couverture : Émilie Houle
Infographie : Modus Vivendi

ISBN 978-2-89523-582-8

Dépôt légal - Bibliothèque et Archives nationales du Québec, 2009
Dépôt légal - Bibliothèque et archives Canada, 2009

Nous reconnaissons l'aide financière du gouvernement du Canada par l'entremise du Programme d'aide au développement de l'industrie de l'édition (PADIÉ) pour nos activités d'édition.

Gouvernement du Québec — Programme de crédit d'impôt pour l'édition de livres — Gestion SODEC

Imprimé au Canada.

www.modusaventure.com

Mot de l'éditeur

Les livres de cette collection sont publiés à titre informatif et ne se veulent aucunement des substituts aux conseils des professionnels de la médecine. Nous recommandons aux lecteurs de consulter un praticien chevronné en vue d'établir un diagnostic avant de suivre l'un ou l'autre des traitements proposés dans cet ouvrage.

Vaincre l'eczéma

Sheena Meredith

Consultants médicaux de la collection
Dr Peter Albright, m.d. et Dr David Peters, m.d.

Approuvé par
l'AMERICAN HOLISTIC MEDICAL ASSOCIATION
et la BRITISH HOLISTIC MEDICAL ASSOCIATION

MODUS VIVENDI

Table des matières

Liste des illustrations

Introduction

Les termes eczéma et dermatite sont utilisés pour décrire les symptômes de certaines sortes de réactions de la peau pouvant provenir de diverses causes. Ces maladies de la peau peuvent affecter les nouveau-nés qui, dès la naissance, sont affligés d'éruptions violentes et de démangeaisons, laissant leur peau à nu, ce qui ne peut être attribué à aucun facteur extérieur. Elles touchent également les travailleurs plus âgés dont la peau est sèche, craquelée, fatiguée d'avoir été, pendant des années, en contact avec des substances irritantes. Ces maladies de la peau possèdent deux traits en commun: beaucoup de souffrance pour ceux qui en sont affligés et pour leur famille et, bien souvent, une très grande résistance au traitement.

La médecine moderne peut effectivement soulager les symptômes de l'eczéma, mais elle est incapable de le guérir. Pour de nombreuses personnes qui en souffrent, cela signifie une vie entrecoupée d'épisodes d'éruptions cutanées douloureuses, de démangeaisons et d'une apparence inesthétique. Pour certains, leur vie se résume à des années de dépendance aux crèmes et aux médicaments pour tenter de soigner leur peau avec, éventuellement, de sérieuses restrictions au niveau de leur travail, de leurs passe-temps et de leurs activités sociales.

Il n'est donc pas surprenant que bien des gens affligés d'eczéma s'informent des diverses formes de thérapies naturelles qui existent. Mais vers laquelle se tourner? Quels praticiens choisir? Quels traitements donnent des résultats? Cet ouvrage a pour but de répondre à toutes ces questions et à bien d'autres encore. Il se veut un guide des différentes thérapies susceptibles de vous aider, en donnant des détails sur leur approche, leur fonctionnement, leur efficacité, où les trouver, et ce qui se passe pendant une consultation et un traitement.

Les gens se tournent habituellement vers la médecine naturelle après des années de traitements traditionnels, sans résultats, et beaucoup y trouvent un soulagement, là où les méthodes traditionnelles n'ont eu aucun effet. Les traitements sont sûrs et efficaces. Quatre personnes sur cinq voient une nette amélioration de leur état et presque toutes réussissent à diminuer la fréquence et la gravité des attaques.

En bout de ligne, cependant, la responsabilité finale du traitement de l'eczéma repose, comme il se doit, sur la personne qui en est affectée, ce qui explique pourquoi ce livre offre aussi des suggestions pour s'aider soi-même. Si vous souffrez d'eczéma, vous aurez toujours une peau sensible. Prenez-en soin, protégez-la, et consultez un praticien lorsque vous en avez besoin. Choisissez une thérapie qui convienne à votre mode de vie, à vos préférences et à vos croyances; quel que soit le choix que vous fassiez, vous obtiendrez toujours de meilleurs résultats en adoptant, au départ, une attitude positive. La pertinence d'une thérapie est aussi importante que son taux de réussite, et il ne tient qu'à vous de tirer le maximum d'un traitement que vous aurez choisi, quel qu'il soit.

Sheena Meredith
Horton
Angleterre

CHAPITRE 1

Qu'est-ce que l'eczéma?

Le fonctionnement de la peau et pourquoi certains problèmes surviennent

L'eczéma est une affection cutanée des plus irritantes, pénibles et souvent inesthétiques, ayant des conséquences d'une grande portée sur la santé, le bonheur et le mode de vie de ceux qui en sont affligés. Une personne sur dix peut en souffrir à un moment ou à un autre de sa vie, souvent durant l'enfance, mais parfois aussi à l'âge adulte.

Il existe plusieurs sortes d'eczémas, toutes ayant des symptômes semblables. Des plaques de peau s'assèchent, deviennent rouges et inflammées, et sont souvent accompagnées de plaques squameuses et écailleuses avec parfois de petites phlyctènes (cloques). Celles-ci peuvent couler, entraînant la formation de croûtes, ou éclater, laissant alors la chair à vif. La peau démange continuellement et peut présenter des lésions.

Des sites d'infections sont susceptibles de se développer si les phlyctènes s'infectent. Le grattage peut favoriser une surinfection, ou encore occasionner des plaques sèches, dures et épaisses. Dans les cas d'affections sévères, la chair à nu ou éraflée peut saigner, surtout si la personne affligée se gratte. Des tuméfactions dues à l'accumulation de liquide (œdème) peuvent survenir aux endroits où la peau est flasque ou lâche, par exemple au niveau des paupières ou des testicules.

Tout sur la peau

La peau est le principal point de contact entre nous et notre environnement. Il n'est donc pas étonnant qu'elle puisse être affectée aussi bien par notre état interne (physique et psychologique) que par des éléments externes (infections, traumas ou agressions d'ordre chimique).

Une peau saine est une substance surprenante. Elle tient les insectes à distance, est imperméable à la boue et à l'eau du bain, tolère la neige et la chaleur tropicale, s'étire lorsqu'on prend du poids ou lors d'une grossesse, puis rétrécit pour s'ajuster à l'organisme. Autoréparatrice, elle cicatrise rapidement les coupures, les éraflures et même les incisions chirurgicales. De plus, chaque mois, sa surface se renouvelle entièrement. Régulièrement lavée, frottée, pincée, heurtée, la peau demeure, malgré tout, douce et suffisamment souple pour être agréable à toucher. Même chez les personnes âgées, après de nombreuses années d'un traitement aussi rude, la plupart s'en tirent avec seulement des rides et quelques taches de vieillesse. Aucun matériel synthétique ne pourrait rivaliser avec elle.

La structure de la peau

Comme tous les tissus de l'organisme, la peau est constituée de minuscules composantes de base appelées cellules. Les cellules de la couche

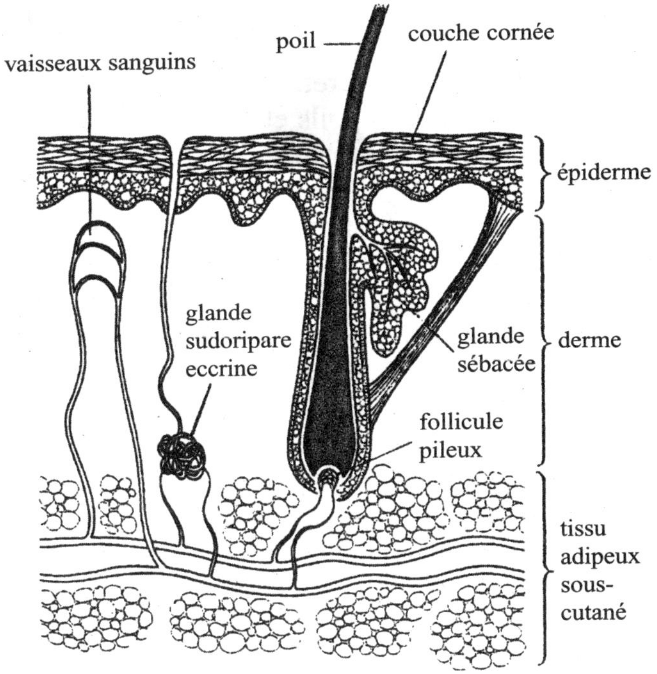

Figure 1 Structure de la peau

superficielle (ou épiderme) forment une couche cornée résistante qui protège la peau des dommages, des maladies, des produits chimiques et des autres risques éventuels, et en général (quoique pas complètement) empêchent les liquides de pénétrer à l'intérieur ou d'en sortir. Malgré sa solidité, elle est élastique, ce qui lui permet de bouger et de s'étirer. Les cellules de la couche cornée se desquament continuellement (créant la majorité de la poussière que l'on retrouve chez soi), et sont progressivement remplacées par de nouvelles cellules provenant du derme. Pendant que ces nouvelles cellules se déplacent vers la surface, elles produisent une scléroprotéine, la kératine, qui entretient la couche cornée et forme la structure des poils et des ongles. Pendant leur voyage, les cellules meurent; en fait, elles sont déjà mortes lorsqu'elles se desquament. La beauté n'est que superficielle: à l'extérieur, nous sommes tous des usines de cellules mortes.

Normalement, il faut environ 28 jours pour qu'une cellule se forme, se déplace à la surface et se desquame, mais ce processus s'accélère si, pour quelque raison que ce soit, la couche superficielle de la peau est frottée. Cela explique pourquoi certains experts en esthétique recommandent de se frotter la peau vigoureusement afin d'y déloger les cellules mortes et, d'avoir, ainsi, une peau neuve et resplendissante. Un excès de friction crée un épaississement et un durcissement permanent de la peau qui devient alors calleuse.

Le pigment de la peau, la mélanine, est fabriqué dans l'épiderme à partir de cellules pigmentaires spécialisées possédant, à leur surface, des prolongements semblables à des tentacules qui injectent la mélanine dans les cellules environnantes. La mélanine filtre la plupart des rayons solaires nocifs. Au moment d'entrer en action, plus les cellules pigmentaires seront exposées au soleil, plus elles produiront de mélanine. Une exposition trop rapide au soleil ne permettra pas à la mélanine de s'accumuler, ce qui entraînera des coups de soleil.

Sous l'épiderme se trouve une couche de peau plus épaisse et plus résistante, le derme. Réseau fibreux et dur, il renferme une toile de soutien constituée de fibres élastiques tissées autour des racines des poils et des follicules, des vaisseaux sanguins et lymphatiques, des nerfs et des glandes sudoripares. Les crêtes dans sa structure forment les empreintes digitales.

Les glandes sudoripares situées dans le derme sont, pour la plupart, du type « eccrines », lesquelles sont réparties dans tout le corps. Ensemble, elles produisent environ un demi-litre de sueur par jour, multipliant leur rendement jusqu'à dix fois pendant l'exercice ou par temps chaud. Les situations de stress les activent aussi, ce qui explique pourquoi nous avons les mains moites juste avant un événement important. L'évaporation de la sueur, à la surface de la peau, les rafraîchissent et joue un rôle essentiel dans l'équilibre de la température corporelle. Par temps chaud, les vaisseaux sanguins du derme se dilatent, le flux sanguin augmente et entraîne, par le fait même, le sang chaud provenant du centre de l'organisme vers la surface afin qu'il puisse se rafraîchir.

Une autre sorte de glandes sudoripares, les glandes apocrines, situées dans les follicules pileux au niveau des seins, des aisselles et de l'aine, s'activent au moment de la puberté. Elles dégagent alors une odeur particulière à chaque individu, odeur qui semble jouer un rôle essentiel dans l'attraction sexuelle. Cependant, elles peuvent dégager de mauvaises odeurs si on n'a pas de bonnes habitudes d'hygiène corporelle.

Les glandes sébacées, annexées aux follicules pileux du derme, sécrètent le sébum, cette matière grasse qui lubrifie la peau et la protège.

Le derme contient de nombreuses ramifications nerveuses sensitives qui transmettent au cerveau les impulsions captées par des terminaisons spécialisées appelées corpuscules tactiles (récepteurs), afin que les messages y soient interprétés en sensations de toucher, pression, chaleur, froid, démangeaisons ou douleur.

Les dommages subis par la peau

Malgré sa grande faculté d'adaptation et ses mécanismes internes de protection, la peau peut être endommagée par des températures extrêmes (brûlures, ou gelures), des traumas, des produits chimiques, des piqûres d'insectes et des radiations, dont les rayons solaires. Elle peut être affectée par des maladies ou des infections locales, ou encore être affligée de maladies et d'infections de tout l'organisme, comme la varicelle. Des intolérances aux médicaments et des réactions allergiques se manifestent souvent au niveau de la peau.

Une étude a révélé que, durant les deux semaines la précédant, le quart des adultes et plus du tiers des enfants avaient souffert d'une affection cutanée quelconque.

La peau est plus fragile chez les personnes âgées, car elle est naturellement plus sèche, ainsi que pendant des changements hormonaux, après un accouchement et à la ménopause. Toutes les maladies cutanées risquent davantage d'affliger des personnes qui ne mangent pas à leur faim ou qui sont anorexiques, et le stress et les températures extrêmes aggravent souvent les symptômes.

Les réactions de la peau lors d'un eczéma

Les symptômes de l'eczéma peuvent provenir aussi bien d'une irritation de la peau que d'une allergie, ou des deux à la fois. Dans chacun des cas, la réaction de base est l'inflammation, un processus déclenché par n'importe quelle attaque des tissus de l'organisme, qu'il s'agisse d'une infection, d'une blessure ou d'une irritation (allergique ou chimique). Les cellules de la peau libèrent des substances chimiques, la prostaglandine par exemple, qui déclenchent l'inflammation et la tuméfaction (œdème). Les lymphocytes contenus dans le sang (les globules blancs, qui sont un des moyens de défense de l'organisme) se répandent dans le derme à partir des vaisseaux sanguins enflés et suintants, pour tenter de contrer l'attaque. La région devient enflée, rouge, chaude et douloureuse.

Une irritation peut suivre un trauma, un assèchement ou une agression chimique, et tous y sont sujets, bien que certaines personnes aient la peau plus sensible que d'autres. Une réaction irritante endommage la couche cornée et réduit sa capacité de se défendre elle-même contre des dommages subséquents. Elle rend aussi la peau vulnérable à la pénétration de substances capables de provoquer des réactions allergiques chez les personnes qui y sont prédisposées.

Les réactions allergiques

Les allergies sont un amoindrissement déplorable des défenses immunitaires naturelles de l'organisme. Normalement, lorsque des substances « étrangères », telles que des germes ou des microbes (appelés antigènes), pénètrent dans l'organisme, le système immunitaire produit des anticorps afin de les neutraliser, luttant ainsi contre l'infection. Une personne allergique peut produire des anticorps pour combattre des substances normalement inoffensives, et la réaction entre l'antigène (ou allergène) et son anticorps stimule des cellules particulières fortement réactives, les basophiles/mastocytes, afin qu'elles libèrent des substances chimiques telles que l'histamine, qui provoquent une réponse inflammatoire.

Les symptômes particuliers à une allergie dépendent de l'organe du corps qu'ils agressent. Ainsi, s'ils affectent les voies respiratoires, ils causent une respiration sifflante reliée à l'asthme, tandis que, s'ils affectent la peau, ils provoquent une démangeaison intense reliée à l'eczéma constitutionnel (prurigo-eczéma). On évalue qu'une personne sur cinq est allergique à une substance quelconque, et les réactions au niveau de la peau sont fréquentes.

Eczéma ou dermatite?

Une longue confusion a régné entre les termes eczéma (du grec ancien qui signifie « bouillonner ») et dermatite (qui signifie « inflammation de la peau »). Tous deux réfèrent aux mêmes symptômes, donc cette distinction est passablement vide de sens. Les termes eczéma et dermatite sont, de nos jours, souvent utilisés indifféremment. Par conséquent, si différents médecins posent un diagnostic d'eczéma atopique ou de dermatite atopique, cela veut dire exactement la même chose.

Les coûts personnels et sociaux reliés à l'eczéma

Ceux qui n'ont jamais souffert d'eczéma ou d'une autre maladie de la peau pensent souvent qu'il s'agit d'un problème peu grave, sans aucune importance. Mais les patients qui en sont affligés ainsi que leurs familles ne savent que trop combien les maladies de la peau peuvent avoir d'effets désastreux et débilitants.

La démangeaison est une sensation des plus désagréables et, lorsqu'elle persiste, elle peut être plus stressante que la douleur en tant que telle. Les personnes qui en sont affectées peuvent devenir irritables, avoir de la difficulté à se concentrer et, comme si cela ne suffisait pas, avoir un sommeil perturbé et se sentir très fatiguées. Lorsque la personne affligée se sent inférieure à ses pairs ou d'humeur maussade, des relations tendues et des problèmes à l'école ou au travail peuvent s'ensuivre, et son rendement en souffre.

Les personnes qui ont une éruption qu'on remarque facilement, surtout sur le visage ou les mains, sont conscientes de l'état de leur peau et peuvent se sentir laides et embarrassées. Ces impressions peuvent être renforcées par les réactions des autres. Même si ce n'est pas voulu, les gens semblent hésitants ou gênés lorsqu'ils rencontrent quelqu'un qui a un problème cutané évident. Certains peuvent avoir un mouvement de recul et hésiter à serrer la main qu'on leur tend. D'autres pensent, à tort, que l'eczéma est une maladie contagieuse et font tout pour empêcher leur jeune d'approcher l'enfant affecté.

Les gens qui souffrent d'eczéma savent très bien qu'ils se font regarder ou que les gens cherchent à les éviter. Dans les cas graves, ils peuvent ne plus vouloir sortir, manquant des fêtes ou des événements mondains où ils devraient rencontrer de nouvelles personnes, et refusant tout contact sexuel. Un cercle vicieux de perte de confiance en soi et d'estime de soi peut se développer, entraînant la difficulté de se faire des amis ou de nouvelles connaissances. À l'école, les enfants affligés d'eczéma se sentent souvent rejetés et leurs résultats scolaires en souffrent. Ils peuvent alors prendre l'école en aversion et en développer une phobie.

Les adultes trouvent souvent que l'eczéma s'immisce dans leur travail ou limite leurs choix de carrières. Un dossier médical faisant état d'allergies ou d'absences répétées découlant de réactions allergènes peut nuire aux perspectives d'avenir. À un niveau plus subtil, une maladie cutanée peut affecter l'apparence de quelqu'un. Certaines recherches ont démontré que dans bien des domaines, même si cela est injuste, les gens ayant une belle apparence ont plus de chance de réussir, de faire bonne impression lors de la première entrevue ou rencontre, de se faire des amis et d'avoir de l'avancement dans leur carrière.

L'autre côté de la médaille, c'est que l'eczéma, comme plusieurs maladies cutanées, peut s'aggraver en situation de stress. Les problèmes émotifs, la pression au travail ou les relations difficiles sont des facteurs susceptibles de précipiter les attaques ou de les aggraver.

Les coûts reliés à l'eczéma

L'eczéma demande aux médecins beaucoup de temps et de ressources. Parmi les raisons les plus fréquentes pour lesquelles on consulte un médecin, les affectations de la peau viennent au deuxième rang (après les infections du système respiratoire), soit environ une consultation sur dix. L'eczéma et les dermatites comptent pour la moitié de tous les problèmes de peau, et une personne sur cinq est référée à un spécialiste de la peau (dermatologue).

La dermatose professionnelle est l'une des causes les plus fréquentes de pertes d'emploi dans l'industrie. Elle englobe plus de la moitié de toutes les demandes d'indemnisations pour problèmes de santé au travail.

L'eczéma peut-il se soigner?

Une personne gravement atteinte d'eczéma aura toujours une peau sensible. Pour l'instant, aucun « remède » ne peut guérir cet état. Cependant, les individus affectés peuvent avoir recours à différentes ressources pour diminuer le risque de réactions cutanées, et de nombreux médicaments doux et naturels (décrits dans les chapitres subséquents) peuvent aider à nettoyer la peau et à en renforcer les défenses. Grâce à des soins attentifs et à un traitement approprié lorsque c'est nécessaire, la plupart des gens ayant une peau eczémateuse peuvent limiter les symptômes à des niveaux traitables, par exemple quelques poussées actives moyennes en période de stress. Plusieurs réussiront à éliminer complètement les attaques. Ils devront cependant être toujours vigilants en manipulant certaines substances, et porter une attention particulière à l'entretien de leur peau, ce qui n'est pas mauvais en soi.

CHAPITRE 2

Les sortes d'eczéma

Quelles sont-elles et comment vous affectent-elles

Il existe près d'une douzaine de sortes d'eczéma différentes, mais toutes ne sont pas aussi fréquentes ou aussi répandues. Les plus courantes sont l'eczéma de contact et l'eczéma conventionnel (ou atopique).

Eczéma de contact irritant

La peau peut avoir subi un traumatisme en ayant été frottée avec un abrasif comme du papier émeri ou des tampons à récurer, par des lavages et des séchages répétitifs qui éliminent sa graisse naturelle, par le froid, le vent ou des conditions extrêmement sèches qui la gercent, ou encore par des irritants chimiques allant des huiles industrielles à des détergents ménagers.

Même si les gens n'ont pas tous la même sensibilité, toute personne dont la peau subit un traitement aussi rude pendant suffisamment longtemps est susceptible d'être affligée d'un eczéma de contact irritant. La peau sèche augmente le risque, donc les réactions sont plus fréquentes chez les personnes qui prennent de l'âge, car la peau s'assèche en vieillissant, et tend à être de plus en plus sèche en hiver.

Ceux qui ont une jolie peau de roux (la peau la plus encline aux coups de soleil) ou ceux qui sont affligés d'un autre type d'eczéma, surtout l'eczéma atopique, sont particulièrement vulnérables à l'eczéma de contact irritant.

Les travailleurs tels les mécaniciens, qui sont constamment en contact avec l'huile, ou les coiffeurs dont les mains sont toujours humides et qui manipulent des teintures et d'autres produits capillaires, doivent souvent prendre congé afin de permettre à leur peau de récupérer. En cas d'affections graves, l'unique solution peut être de changer de profession.

Les caractéristiques de l'eczéma de contact irritant

- Plus fréquent chez les adultes, mais peut affecter aussi les enfants
- Provoqué souvent par des problèmes professionnels ou industriels
- Affecte plus souvent les mains parce qu'elles sont les plus exposées
- Peut survenir aux endroits où les vêtements frottent (par exemple au creux des coudes)
- Survient surtout dans les cas d'utilisation de détergents puissants, d'huiles et d'immersion prolongée
- Se développe habituellement sur une certaine période de temps
- Peut survenir après une exposition à des produits forts ou caustiques
- Des années de dégradations mineures peuvent mener au « syndrome de la peau fatiguée », accompagné de sécheresse et d'irritation

- Peut survenir chez les bébés:
  - sur le menton, à cause des aliments qui y coulent ou qui s'y incrustent
  - sous forme d'érythème fessier

Si l'eczéma irritant ne disparaît pas assez vite, il peut s'étendre à d'autres parties de la peau, même à des endroits du corps n'ayant pas été en contact avec la substance irritante. Par la suite, la peau peut demeurer hypersensible pendant plusieurs années, et même les plus petits dommages peuvent déclencher une réaction très étendue. Ceci mènera rarement à une condition extrêmement sensible et potentiellement dangereuse, la dermatite exfoliatrice généralisée, ou érythroderme exfoliante, laquelle affecte le corps en entier.

Eczéma de contact allergique

Cette sorte d'eczéma, moins fréquente que l'eczéma irritant, lui ressemble énormément, bien qu'elle puisse être plus sévère et se développer beaucoup plus rapidement après le contact avec l'allergène déclencheur. Une investigation a été menée sur des substances connues, mais certaines provoquent plus facilement des réactions que d'autres. Les métaux vils sont souvent en cause, particulièrement le nickel, auquel plus de 10 pour cent des jeunes femmes sont sensibles. Parmi les produits soupçonnés fréquemment rencontrés, on remarque les sparadraps, les cosmétiques, les plantes, le caoutchouc, les colles, les teintures et les résines.

Les caractéristiques de l'eczéma de contact allergique

- Touche habituellement les adultes
- Peut être provoqué ou aggravé par le stress ou par une émotion forte
- Diagnostiqué par les tests épicutanés (par timbres cutanés) (voir p. 46, 73)
- Souvent, ceux qui en sont affligés réagissent à plus d'un allergène

Cette sorte d'allergie se développe après qu'une personne qui y est prédisposée devienne sensibilisée à un allergène. La première fois que l'allergène pénètre la couche superficielle de l'épiderme (par le biais des follicules pileux, des glandes sudoripares et des petites blessures), il se combine aux protéines du corps pour former un antigène. En temps voulu, le système immunitaire reconnaît cet antigène, et les contacts subséquents avec l'allergène en question provoquent une réaction inflammatoire immédiate. La sensibilisation peut prendre des mois, voire des années à se développer, de là l'étrange « habileté » qu'ont les gens à développer, « à l'improviste », des allergies à des substances qu'ils manipulent depuis un certain temps. Certaines personnes réagissent à des substances chimiques similaires sans avoir eu de contact initial (sensibilité croisée).

L'eczéma conventionnel (dit aussi atopique)

Ce type d'eczéma fait partie d'une caractéristique génétique (appelée « atopique »), laquelle rend les gens vulnérables à l'eczéma, à l'asthme et au rhume des foins (rhinite allergique). La plupart des enfants qui en sont affectés ont un ou plusieurs de leurs proches qui souffrent de ces affections. Ceux qui en sont affligés ont une tendance héréditaire aux réponses allergiques impliquant un anticorps spécifique, l'immunoglobuline E (IgE), qui se fixe aux basophiles/mastocytes. Eux et plusieurs de leurs parents directs (qu'ils soient atteints ou non) possèdent, en général, un taux élevé de IgE dans leur sang.

Les enfants atteints d'eczéma atopique sont hypersensibles aux allergènes, sans que ceux-ci ne soient nécessairement en contact direct avec la peau (le mot atopique vient du grec ancien et signifie « indépendant »). Ce peut-être quelque chose que l'enfant a mangé, par exemple. Il n'est pas toujours possible d'identifier les causes, mais les plus fréquentes sont les acariens détriticoles, le pollen et les poils de chien ou de chat.

Les caractéristiques de l'eczéma conventionnel (ou atopique)

- Sorte d'eczéma la plus fréquente chez l'enfant (aussi appelé eczéma « infantile »)
- Plus fréquent chez les nouveau-nés nourris au biberon plutôt qu'au sein
- Peut commencer à 2 ou 3 mois, presque toujours vers l'âge de 2 ans
- Disparaît occasionnellement, mais réapparaît plus tard
- Tend à diminuer avec l'âge, disparaît habituellement à la puberté

- Commence parfois après la puberté, mais peut alors être persistant
- S'aggrave lors de temps froid ou humide
- Des changements de température subits peuvent entraîner des démangeaisons intenses (par exemple, un bain très chaud)
- Peut s'aggraver avec la colère ou le stress
- Disparaît souvent vers l'âge de 5 ans, mais alors, l'asthme ou le rhume des foins peuvent faire leur apparition
- L'asthme affecte plus de la moitié des gens qui en sont atteints, habituellement à l'âge scolaire
- Le rhume des foins peut survenir plus tard
- Risques accrus d'autres allergies, par exemple, l'urticaire
- Les enfants atopiques sont souvent allergiques au lait de vache

Chez les bébés, des démangeaisons et une peau sèche et rugueuse peuvent se développer avant l'éruption, mais, comme ils sont incapables d'en parler, les premiers signes peuvent être lorsqu'ils se frottent la tête et le visage, lorsqu'ils pleurent sans arrêt, ont un sommeil agité ou présentent des marques d'éraflures. Habituellement, l'éruption apparaît d'abord sur le crâne, les joues ou les fesses et peut s'étendre au cou, aux mains, aux bras, sur le devant des jambes et, parfois, sur la poitrine et sur le dos.

Lorsque l'enfant vieillit, l'eczéma a tendance à s'étaler. Chez les tout-petits et les enfants plus âgés, on le trouve généralement sur les poignets, à l'intérieur des coudes, au creux des genoux, au dos des cuisses et parfois, sur le tronc.

Les risques que l'enfant en soit atteint sont doublés si un des parents est atopique, et quadruplés si les deux parents le sont. La plupart du temps, pour des raisons qui demeurent ambiguës, l'atopie semble être plus fréquente: il y a vingt ans, en Grande-Bretagne, environ une personne sur dix était diagnostiquée atopique, et la moitié d'entre elles développaient de l'eczéma. De nos jours, près du tiers des enfants ont quelques symptômes atopiques avant d'avoir onze ans, et plus de un sur cinq sont affligés d'eczéma atopique.

L'eczéma séborrhéique

Ce nom est utilisé pour désigner deux sortes d'eczéma très différentes l'une de l'autre, que l'on trouve aussi bien chez les enfants que chez les adultes. Ce n'est pas parce qu'un enfant est affecté de la version « infantile » qu'il court plus de risques de développer, plus tard, la version « adulte ».

L'eczéma séborrhéique « infantile »

Ce type d'eczéma se retrouve souvent chez le nouveau-né, sous forme de « croûtes de lait », une masse d'écailles épaisses, graisseuses, d'un jaune brunâtre, qui couvre le dessus du crâne, et descend parfois sur le front. Plus tard, lors de la petite enfance, des plaques de croûtes, souvent cerclées de rouge, peuvent apparaître sur le crâne, derrière les oreilles, sur les sourcils, dans les replis de la peau, par exemple sous les bras ou sur les fesses (une forme d'érythème fessier) et, parfois, sur le tronc.

Les caractéristiques de l'eczéma séborrhéique « infantile »

- Non héréditaire
- Dérange rarement le bébé, mais son apparition inquiète souvent les parents
- Peut causer des infections s'il est gratté
- Disparaît habituellement de lui-même, presque toujours avant l'âge de 2 ans
- Devient moins fréquent pour des raisons inconnues

L'eczéma séborrhéique « adulte »

Ce type d'eczéma forme des plaques écailleuses, rouges et qui démangent, sur le visage, surtout sur le nez et les sourcils, sur la poitrine, le dos, le cou, les aisselles ou le crâne. Il tend à être persistant.

Les caractéristiques de l'eczéma séborrhéique « adulte »

- Sur le crâne, il peut ressembler à des pellicules
- La cause en est inconnue, mais il est relié à une hyperactivité des glandes sébacées et augmente le risque d'infections de la peau, surtout des levures

L'érythème fessier

L'érythème fessier, caractérisé par une peau rouge, inflammée, abîmée et douloureuse, parfois accompagné de phlyctènes (cloques), est, le plus souvent, une réaction irritante due à l'urine ou aux selles, mais peut aussi être une forme d'eczéma séborrhéique ou atopique. Au départ, cependant, il est causé par les couches et devient plus évident lorsque la peau sensible de l'enfant demeure dans le milieu chaud et humide d'une couche souillée : « pas de couche, pas d'érythème fessier ». La région de l'aine affectée donne des indices sur l'érythème fessier:

- Au dos, près de l'anus: peut être une réaction aux selles, particulièrement dans les cas de diarrhées ou d'infection aux oxyures
- En avant, autour des parties génitales, mais pas dans les plis de la peau: peut-être dû à l'urine, surtout si le bébé n'est pas changé régulièrement ou s'il a une peau particulièrement sensible
- En avant et derrière, mais pas dans les plis de la peau, avec des couches en tissu: peut être une réaction à la lessive utilisée pour laver les couches
- Dans la raie des fesses: des marques brun rougeâtre suggèrent un eczéma séborrhéique, pouvant aussi être présent sur le crâne ou n'importe où ailleurs

Les caractéristiques de l'érythème fessier

- Peut être difficile à éliminer
- Les surinfections fongiques avec « candidose » (muguet) sont fréquentes: le bébé peut avoir des traces blanches de muguet dans la bouche, et l'éruption peut s'étaler aux replis de la peau
- Peut être le signe de la présence d'eczéma ailleurs, sur le corps

D'autres formes d'eczéma (plus rares)

L'eczéma discoïde

Aussi appelé « eczéma nummulaire », il se caractérise par des plaques rouges, prurigineuses, suintantes, de la forme d'une pièce de monnaie. Il survient parfois chez les jeunes adultes (surtout les femmes) qui ont souffert d'eczéma atopique durant leur petite enfance, parfois chez les hommes d'âge moyen (lorsqu'il semble être relié au stress) et parfois chez les personnes âgées (surtout les hommes) qui ont la peau sèche. Les plaques s'infectent facilement.

L'eczéma craquelé

Aussi appelé « eczéma astéatotique », il se retrouve surtout chez les personnes âgées qui ont la peau sèche, en particulier celles qui sont trop malades pour s'occuper correctement de leur hygiène personnelle ou celles qui sont placées en institution. Il survient typiquement sur le devant et le bas des jambes lorsqu'il fait froid et venteux. Il provient de la diminution de production de sébum et de l'amincissement de la peau causés par l'âge.

La névrodermite

Elle se manifeste par plaques sur la peau sujette à des grattages ou à des frottements nerveux. La peau devient cuirassée et épaisse, et elle démange, ce qui augmente l'envie de se gratter. Elle apparaît habituellement sur le cou ou les bras des personnes tendues. Elle peut aussi survenir après avoir gratté des endroits du corps affectés d'autres sortes d'eczémas; on la connaît alors sous le nom d'« eczéma lichénifié ».

Dermatite hypostatique

Aussi connue sous le nom de « dermatite de stase ». Des plaques prurigineuses et irritantes se forment au niveau de la cheville, près des varices (lorsqu'il peut y avoir des signes d'un ulcère variqueux) ou d'une thrombose antérieure (caillot) dans les veines des jambes. Des réactions de contact peuvent se développer par-dessus, susceptibles de se propager aux bras et n'importe où ailleurs.

Eczéma sensible à la lumière

Cette sorte d'eczéma, aussi connue sous le nom d'« eczéma photosensible » se développe en réponse à la lumière du soleil, et apparaît donc sur les régions exposées telles le visage, le cou, les mains et les bras. Elle peut se développer par-dessus d'autres types d'eczéma, en réponse à des contacts ou comme réaction interne. Fréquente chez les jeunes femmes qui s'exposent au soleil ou qui utilisent des lampes solaires; les premiers signes se manifestent souvent après un coup de soleil. Chez les personnes âgées, elle peut survenir en réponse à des médicaments ou à des traitements qui rendent la peau sensible à la lumière. Les produits chimiques contenus dans les savons et les détergents peuvent aussi être sensibles à la lumière, tout comme certaines plantes dont, entre autres, le panais, la camomille des chiens et la berce commune géante. Jardiniers et excursionnistes, faites attention!

Dyshidrose

Connue aussi sous le nom de « dermatite vésiculaire » ou d'« eczéma dyshidrociforme ». Ses boursouflures prurigineuses sur la paume des mains et la plante des pieds viennent souvent compliquer d'autres types d'eczéma. Elle s'aggrave par temps chaud et humide et est parfois associée au stress, à une sensibilité de contact (surtout au nickel) ou aux infections fongiques.

CHAPITRE 3

Les causes fréquentes de l'eczéma et ses déclencheurs

Qui ils sont et comment les éviter

La façon la plus évidente de soulager l'eczéma, c'est d'en identifier les irritants ou les allergènes qui en sont la cause, ou provoquent les symptômes, et de les éviter, mais ceci peut exiger un sérieux travail de dépistage. Les gens réagissent souvent à plusieurs substances, et peuvent être affligés de plus d'une sorte d'eczéma en même temps. Par exemple, un enfant atopique peut souffrir d'eczéma séborrhéique ou irritant (et d'autres maladies de la peau) et, souvent, une réaction allergique causée par un autre facteur apparaît par-dessus l'eczéma de contact.

Lorsqu'une éruption se développe, il est naturel d'essayer de penser aux contacts récents avec des substances inhabituelles, et ceci est souvent essentiel pour identifier la cause. Cela peut cependant mener à une fausse conclusion. Le contact peut tout simplement avoir été pure coïncidence, ou la vraie cause pourrait être l'apparition d'une autre maladie de la peau similaire à l'eczéma. Par exemple, le psoriasis (une maladie avec la peau squameuse), des réactions aux médicaments à usage interne, des piqûres d'insectes (punaises de lit, qui forment des croûtes) qui auraient été grattées, et, occasionnellement, le grattage de l'éruption originale des infections enfantines comme la rougeole ou la roséole, si d'autres symptômes (tels qu'une fièvre) sont minimes.

L'éventail de substances capables de causer une réaction irritante est très large (incluant même l'eau si la peau a été trempée pendant trop longtemps), et il est possible d'être allergique à presque n'importe quoi. Les réactions allergiques peuvent surgir instantanément parmi quantité d'allergènes et, bien qu'elles soient le plus souvent dues à des contacts récents, elles peuvent provenir de substances qui ont été utilisées pendant très longtemps sans aucun problème. Il peut même être impossible d'identifier des déclencheurs spécifiques de l'eczéma atopique.

Les sources fréquentes d'allergies de contact

- Les métaux vils, surtout le nickel (bijou, bracelet de montre, boutons en métal, boucles et attaches, fils métalliques, bandes d'identité)
- Les produits pharmaceutiques et les médicaments, dont les crèmes pour l'épiderme, les sparadraps
- Les cosmétiques (fonds de teint, parfums, savons, désodorisants, talcs, produits moussants pour le bain)
- Les produits d'entretien ménager (agents de blanchiment, détergents, cires, lessives)
- Les résines époxy dans les stabilisateurs chimiques dans les plastiques et le caoutchouc
- Les teintures, les encres
- La lumière du soleil (réactions photosensibles)
- Les écrans solaires

- La laine
- Les acariens détriticoles
- Le pollen
- Les poils d'animaux et les plumes
- Les plantes (sumac grimpant, primevère, herbe à poux, sumac de l'Ouest, chrysanthème, céleri)

Dénicher le coupable

La première chose à vérifier est l'endroit affecté par l'éruption. Le site peut donner une bonne idée sur les réactions de contact, mais il est parfois trompeur. Puisque le cuir chevelu est résistant, les réactions peuvent se manifester plutôt sur le front, autour des yeux et des oreilles. Elles sont fréquemment situées dans les plis de la peau, surtout au niveau des aisselles, là où les vêtements peuvent frotter. Cependant, si toute l'aisselle est atteinte, il peut s'agir d'une dermatite séborrhéique « adulte » plutôt que d'une dermatite de contact.

Les gens se touchent continuellement le visage, surtout les lèvres. Ce geste est souvent inconscient, mais des produits tels que les crèmes pour les mains ou les vernis à ongles (qui causent rarement des réactions sur les ongles puisqu'ils sont inertes) peuvent occasionner des réactions aux endroits du visage qui ont été touchés plutôt que sur les mains. Il arrive parfois que la substance en cause provienne d'une autre personne: par exemple, une éruption faciale chez les hommes causée par le fond de teint d'une femme, ou une réaction au niveau de l'aine causée par les spermicides ou les diaphragmes (contraceptifs mécaniques pour les femmes).

Les sites d'eczéma et les causes possibles

- Le cuir chevelu, le front: shampoings, sèche-cheveux, chapeaux, bandeaux
- Les oreilles: boucles d'oreilles, montures de lunettes, appareils auditifs, gouttes otiques, produits pour le cuir chevelu
- Les paupières et le tour des yeux: maquillage pour les yeux, gouttes ophtalmologiques, poussières et gaz, produits pour le cuir chevelu, savon
- Le visage, la bouche: cosmétiques, savon, pâte dentifrice, aliments, plantes, vernis à ongles, crème pour les mains
- Le menton, le cou: cravates, colliers, foulards, parfum, poussières
- Les plis de la peau (aisselles): vêtements (tissu, teinture, lessive), désodorisants
- Les mains, les avant-bras: matériel d'entretien ménager, huiles commerciales, animaux de compagnie, plantes, gants de caoutchouc
- Les poignets: bracelets, manchettes, poussières
- Le tronc: vêtement, caoutchouc ou élastique des sous-vêtements, boutons de métal, rivets de jeans ou boucles
- Le corps en entier: substance ingérée, que ce soit de la nourriture ou un produit pharmaceutique
- Les parties génitales: papier hygiénique, vêtements, contraceptifs, talcs
- Les cuisses: jarretelles, objets dans les poches
- Les pieds, les chevilles: chaussettes, bas, souliers (caoutchouc, teintures, colles)

Comment vous soignez-vous?

Même les produits médicaux pour l'épiderme peuvent provoquer un eczéma de contact. En fait, on prétend qu'ils sont responsables du tiers de tous les cas. La lanoline (suint de la laine), une cause de réactions fréquentes, est souvent utilisée comme base pour les crèmes et les onguents. D'autres causes comprennent les antiseptiques, les gouttes ophtalmologiques et otiques, les crèmes antihistaminiques et les onguents anesthésiques pour applications locales. Les remèdes décrits comme naturels, aux herbes ou sans additifs, peuvent tout de même causer des allergies.

Quel métier exercez-vous?

Certains métiers impliquent plus de risques d'eczéma de contact que d'autres, soit à cause de la manipulation d'irritants potentiels et d'allergènes, soit à cause d'un trauma relié à des abrasifs ou à des trempages constants. Les personnes à risque comprennent les mécaniciens, les ingénieurs, les coiffeurs, les travailleurs en construction, les mineurs, les travailleurs en usine, les infirmières, les préposés à la manutention des aliments, les marchands de légumes, les photographes, les charpentiers, les nettoyeurs, les peintres, les fermiers et les laborantins.

Si vous croyez qu'une substance avec laquelle vous travaillez puisse être la cause de la réaction allergique, posez-vous les questions suivantes. Toute réponse positive mérite qu'on lui accorde un intérêt particulier:

- Y a-t-il quelqu'un d'autre, au travail, qui a le même problème que vous?
- Votre peau s'améliore-t-elle les fins de semaine ou pendant les congés?
- L'éruption n'est-elle concentrée que sur les parties du corps exposées (les mains et les avant-bras, par exemple)?
- Votre main droite (si vous êtes droitier) est-elle plus atteinte que votre main gauche?
- Votre problème a-t-il commencé quand vous avez débuté cet emploi?
- Votre peau s'améliore-t-elle lorsque vous évitez d'être en contact avec la substance suspecte, lorsque vous portez des vêtements protecteurs ou utilisez des crèmes protectrices?

Quels sont vos passe-temps?

Le contact avec des substances potentiellement problématiques, telles que les colles, les teintures, les produits chimiques pour la photographie et les plantes peuvent survenir aussi bien à la maison qu'au travail, et il peut être difficile d'établir un lien entre la cause et la réaction. Par exemple, une réaction aux plantes peut toucher aussi bien les cuisiniers et les randonneurs pédestres que les jardiniers. La sensibilité aux primevères, très fréquente, peut occasionner aussi bien de l'eczéma que de l'urticaire, accompagné d'un gonflement du visage.

Qu'en est-il des animaux domestiques?

Les animaux, surtout les chiens, les chats, les oiseaux et d'autres animaux à fourrure comme les cochons d'Inde ou les lapins, sont des sources potentielles de problèmes pour toute personne sujette aux allergies. Aussi bien la fourrure (ou les plumes) que la peau morte (pellicules) sont des allergènes potentiels, et plus il y a un contact avec eux, plus il y a risque de réactions, surtout chez les jeunes enfants. Si votre enfant est atopique, n'ayez pas d'animaux et, si vous ne pouvez pas faire autrement que d'en avoir, gardez-les à l'extérieur, dans des cages, de préférence aux endroits peu accessibles à l'enfant, ou choisissez des animaux sans fourrure comme des poissons, des tortues ou des lézards. Ne permettez pas non plus aux visiteurs d'amener des animaux à fourrure dans la maison, car les allergènes peuvent subsister quelque temps après le départ de l'animal.

Qu'en est-il de la maison?

Les réactions de contact avec les produits d'entretien ménager (surtout les produits nettoyants et les lessives) sont extrêmement fréquentes. Les produits que l'on qualifie de « biologiques » ou ceux qu'il faut « utiliser à faible température » renferment des enzymes susceptibles de causer des problèmes de peau. Les cosmétiques et les articles de toilette sont aussi souvent impliqués.

Utilisez-vous de nouveaux produits? La formule de fabrication d'un produit que vous utilisez habituellement a-t-elle changée récemment? Faites surtout attention à tout ce qui contient du détergent (même lorsqu'il s'agit de produits apparemment « doux » comme les produits moussants pour le bain), aux parfums ou aux antiseptiques. Les savons médicamentés, parfumés ou hydratants, ou toute autre sorte de savon ayant un additif, ne peuvent qu'augmenter le risque que d'autres agents irritants soient présents. Le fond de teint hypoallergénique et les produits de toilette évitent tout simplement les allergènes les plus fréquents, donc certaines personnes y demeurent allergiques.

Si vous pensez être allergique au maquillage pour les yeux, cessez d'en porter pendant quelques jours (oui, ça peut être difficile, surtout si vous avez les yeux rouges et gonflés. Remplacez-le par un fard à joues plus foncé et un rouge à lèvres plus soutenu, et peut-être aussi un crayon à sourcils gras, mais choisissez des produits que vous connaissez déjà.)

Chez vous, la poussière est aussi une autre source de danger potentiel. Les acariens détriticoles sont probablement les allergènes les plus importants de tous. Ces minuscules créatures, heureusement invisibles à l'œil nu, prospèrent dans nos maisons modernes bien chauffées, surtout dans les matelas et la literie: des millions d'entre eux peuvent vivre dans un lit double. On les retrouve aussi dans les tapis, les coussins, les meubles rembourrés et les jouets en peluche des enfants. Ils se nourrissent principalement des cellules mortes des êtres humains, et ce sont leurs excréments (plutôt que les acariens eux-mêmes) qui provoquent des allergies chez beaucoup de leurs bienfaiteurs (les êtres humains), particulièrement ceux qui sont déjà affligés d'eczéma, car les résidus des acariens peuvent alors être grattés et pénétrer dans la peau sensible. Les enfants atopiques sont particulièrement sensibles à ces petites bêtes. Ils se gratteront souvent intensément la nuit, et les minuscules particules fécales (excréments), si elles sont inhalées, peuvent aussi provoquer de l'asthme ou le rhume des foins.

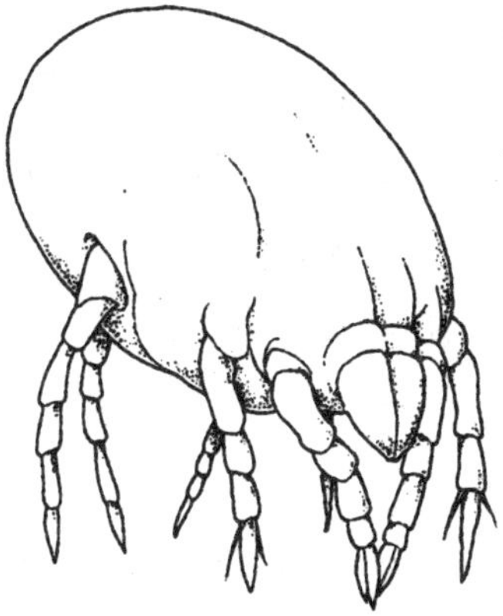

Figure 2 Un acarien détriticole

Jouer au détective

Bien souvent, les gens qui souffrent d'eczéma (et leurs médecins) passent en revue, sans succès, toutes les causes possibles de réactions de contact. Il ne faut pas désespérer, il existe d'autres moyens:

- Essayez d'éviter autant que possible les irritants communs et les allergènes: changez de marque de lessive, appliquez du fond de teint hypoallergénique, ne réparez pas vous-même la voiture, portez des gants de caoutchouc pour les corvées de nettoyage.
- Où que vous alliez, ayez toujours sur vous un carnet, et inscrivez toutes les choses avec lesquelles vous entrez en contact et la date à laquelle l'eczéma est apparu, pour vérifier s'il peut y avoir des liens possibles.
- Évitez toute substance suspecte pendant au moins deux semaines. Si l'état de votre peau s'améliore,

réintroduisez-la avec précaution pour voir si l'état de votre peau se maintient ou s'aggrave. C'est ce qu'on appelle un « test de provocation ».

Cependant, ces méthodes d'approximation successives peuvent prendre du temps et être frustrantes, à moins qu'elles ne s'avèrent efficaces dès le début. Si vous souffrez d'une allergie de contact, demandez à votre médecin s'il vaut la peine de passer des tests épicutanés (voir chapitre 5). Vous pouvez aussi tenter de faire un test vous-même. Placez une toute petite quantité d'une substance suspecte sur un petit morceau de gaze hydrophile et collez-le sur votre peau (l'avant-bras est l'endroit idéal) avec un diachylon (si vous êtes allergique au diachylon, utilisez du ruban adhésif ou du diachylon pour peau sensible). Retirez-le après 48 heures, et si vous découvrez, dessous, une réaction de type eczémateux, vous pouvez alors être allergique à cette substance. Ne faites pas ce test avec des substances que vous n'avez pas l'habitude d'utiliser, car vous pourriez provoquer une nouvelle sensibilité. Si vous sentez qu'une réaction grave se développe, retirez immédiatement le pansement.

L'eczéma conventionnel (ou atopique)

Puisque l'eczéma est une réponse autogénérée, sur laquelle les émotions ou la température ont un effet, il peut être particulièrement difficile d'identifier des allergènes spécifiques. Comme s'il n'était pas assez difficile de surveiller tout ce que font les enfants à la maison, vous devez aussi connaître en détail ce qui se passe aussi bien à l'école que chez les amis: manger une portion de crème glacée lors d'une fête d'anniversaire, caresser la souris d'un ami, ou manipuler des plantes pendant le cours de botanique, lors d'une sortie, peuvent être des gestes critiques.

Si vous soupçonnez une allergie alimentaire, vous devrez peut-être tenir un journal alimentaire pendant plusieurs mois pour retracer tout lien entre ce que l'enfant mange et la fréquence et la sévérité des attaques. Il faudra du temps pour vérifier vos soupçons: il peut falloir trois semaines ou plus d'élimination (exclusion) d'un aliment en particulier avant de voir une amélioration. Ne faites jamais de changements radicaux ou à long terme dans la diète d'un enfant, sans consulter auparavant votre médecin traitant, un diététicien ou un nutritionniste, afin d'éviter tout risque de carence alimentaire.

Éviter les irritants et les allergènes

Certaines personnes ont suffisamment de chance pour réagir à des substances lors de circonstances particulières, par exemple lorsqu'elles se servent de teinture pour cheveux ou de colle. Même alors, vous devez faire attention de ne pas retrouver inopinément, ailleurs, les composantes du produit. D'autres réagissent à des ingrédients présents dans un nombre déconcertant de produits; il est alors fortement recommandé de faire preuve d'une vigilance constante. Par exemple, il est étonnant de voir la quantité d'aliments qui contiennent du lait ou des produits laitiers (par exemple sous forme de lait en poudre écrémé ou de lactosérum).

Tout comme vous avez évité, autant que vous le pouviez, ce qui pouvait déclencher une crise d'eczéma, prenez garde des autres substances reconnues comme étant des irritants ou des allergènes courants, car votre peau risque davantage de leur être vulnérable, surtout si vous souffrez d'eczéma atopique.

Quelques conseils afin d'éviter les problèmes

- Vérifiez toujours les composants sur les étiquettes
- Vérifiez chaque fois les étiquettes, surtout si l'on précise qu'il s'agit d'un produit « nouveau » ou d'une « recette améliorée »: les préparations peuvent changer
- Rincez-vous bien après vous être lavé et rincez bien les vêtements après les avoir lavés
- Évitez les détersifs puissants et « biologiques »
- Gardez une liste des produits ménagers que vous utilisez, et notez toute réaction reliée à un nouveau produit
- Changez de marque de lessive et de cosmétiques. Choisissez le savon dont la composition est la plus simple et la plus naturelle
- Testez les nouveaux cosmétiques, shampoings et autres sur une petite partie peu visible de la peau (par exemple sur le bras) avant de les appliquer sur le visage ou sur les cheveux
- Ne portez que des vêtements de coton sur la peau, surtout si vous souffrez d'eczéma atopique. C'est plus doux et il permet à la peau de respirer
- Si vous soupçonnez une allergie alimentaire chez un enfant atopique, utilisez autant que possible des aliments frais et des produits sans additifs et vérifiez s'il peut être valable d'éviter les produits laitiers

- Dans les cas d'eczéma « infantile », évitez les savons, les produits moussants pour le bain (même ceux qui sont spécialement conçus pour les bébés) et les couches pour bébés pendant quelques jours et utilisez seulement de l'eau pour laver: les cas légers devraient disparaître en quelques jours

Beaucoup de gens bénéficient de mesures générales pour réduire les allergènes communs comme la poussière, les spores de moisissure, les plantes et les allergènes provenant d'animaux. Ceci est particulièrement valable pour les enfants atopiques, chez qui d'autres déclencheurs peuvent demeurer un mystère. Les acariens détriticoles sont le principal allergène à contrôler parce qu'ils sont fortement reliés à l'eczéma, aussi bien qu'à l'asthme et aux rhinites allergiques, et que les jeunes enfants passent la majorité de leur temps dans la maison. Cela peut aussi aider à prévenir des problèmes respiratoires subséquents.

Composer avec la poussière

- Lorsque vous époussetez, utilisez toujours un linge humide, et passez l'aspirateur au moins une fois par semaine
- Occupez-vous surtout de la chambre à coucher, là où les enfants passent la plupart de leur temps et où l'on retrouve la plus grande concentration d'acariens détriticoles

- Disposez les meubles, les décorations et les jouets afin d'éviter des endroits difficiles à nettoyer; où la poussière risque de s'accumuler
- Gardez les jouets et les vêtements dans les commodes, les armoires et les placards
- Souvenez-vous que le papier peint, les mobiles, les cadres ou les horloges et les plantes ramassent aussi de la poussière
- Si un enfant partage sa chambre avec un ou plusieurs autres, traitez tous les lits de la chambre (sinon les acariens se déplaceront tout simplement de l'un à l'autre)
- Évitez les lits superposés, ou donnez celui du haut à l'enfant atteint d'eczéma
- Passez l'aspirateur surtout sous le lit et tout autour, et régulièrement sur le matelas
- Choisissez un lit sur pattes plutôt qu'un lit posé à même le sol, afin de pouvoir bien nettoyer en dessous
- Habituellement les aspirateurs qui battent les tapis peuvent soulever plus de poussière qu'en retirer de la moquette ou des tapis, et ils ne filtrent pas les petites particules (par exemple acariens) de l'air vicié. Essayez d'utiliser un appareil efficace muni de filtres spéciaux et qui peut, de préférence, nettoyer tout en humidifiant le tapis
- Lavez régulièrement les draps et les couvertures ou les couettes (idéalement chaque semaine) à une température d'au moins 55 °C afin de tuer les acariens
- Choisissez des rideaux qui puissent être lavés de la même manière, ou remplacez-les par un

store à rouleau, mais évitez les stores vénitiens qui sont difficiles à épousseter

- Utilisez des couvertures en tissu alvéolaire et des couettes et des oreillers rembourrés de polyester
- Suspendez les draps, les couvertures et les couettes dehors, à l'air frais, chaque fois que vous le pouvez (dans plusieurs pays, on étend la literie sur le balcon chaque matin, pour l'aérer)
- Mettez les oreillers au congélateur pendant quelques heures, pour tuer les acariens
- Convainquez l'enfant de ne pas dormir avec des jouets en peluche ou limitez-le à ses préférés, lavez-les toutes les semaines, puis mettez-les quelques heures au congélateur
- Utilisez des chaises en bois ou en plastique plutôt que des chaises rembourrées
- Ayez des planchers de bois franc ou en linoléum plutôt que de la moquette ou des tapis. La moquette est ce qu'il y a de pire. Si vous n'avez pas le choix, faites-en poser une à poil court, en matière synthétique plutôt qu'en laine, ou, sur le plancher rugueux, ayez des tapis et nettoyez-les régulièrement
- Ne secouez jamais à l'intérieur les tapis, les couvertures, les couettes, et autres
- Dès que la température le permet, ouvrez les fenêtres pour maintenir une bonne circulation d'air, et entrouvrez au moins un peu les fenêtres la nuit; gardez-les fermées le jour pendant la saison du pollen

Mesures spéciales

- Les insecticides peuvent être efficaces, mais il ne sert à rien de tuer les acariens sans éliminer leurs excréments. Il faut donc tout bien nettoyer en même temps. N'oubliez pas que ces produits chimiques peuvent aussi être irritants pour ceux qui souffrent d'eczéma
- Les couvre-matelas à l'épreuve des acariens sont efficaces, mais coûteux. Assurez-vous qu'ils soient perméables, sinon, ils absorberont la chaleur et la sueur du corps, ce qui aggravera l'eczéma. Pour faciliter le nettoyage, procurez-vous des couvre-matelas dont la surface peut être essuyée
- Certains fabricants incorporent des matériaux d'isolation dans les nouvelles literies pour empêcher les acariens de pénétrer dans le matelas
- Les oreillers et les couettes non allergènes signifient seulement que le matériel dont ils sont fabriqués ne devrait pas provoquer d'allergies. Ils sont tout aussi susceptibles d'abriter une grande colonie d'acariens à moins d'être recouverts d'un tissu protecteur spécial ou d'être lavés régulièrement

Autres conseils

D'autres mesures peuvent aider à combattre l'eczéma. Évitez d'agiter l'air et de créer des atmosphères humides. Tous ces facteurs augmentent la concentration de poussière et d'autres particules d'allergènes dans l'air, comme le pollen ou les spores de moisissures. Donc:

- N'utilisez pas de générateurs d'air chaud, mais plutôt des filtres à air efficaces et des climatiseurs
- Évitez les humidificateurs
- Ne laissez pas de la nourriture moisir
- Éliminez rapidement toute humidité dans la maison
- Installez une hotte au-dessus de la cuisinière et une bouche d'évacuation d'humidité dans la salle de bains pour limiter la condensation
- Évitez de demeurer près d'une rivière, d'un canal ou de sols gorgés d'eau.

Un cas parmi tant d'autres

Thomas, quatre ans, souffre d'eczéma grave sur le tronc, les membres et le visage depuis sa petite enfance, ce qui le rend irritable et l'empêche de dormir la nuit, ainsi que sa famille. Sa mère est médecin; elle a donc essayé presque tous les traitements médicaux existants. Ils peuvent apaiser les symptômes de l'enfant, mais non les empêcher de refaire continuellement surface. L'eczéma est courant dans la famille, et un jour, la tante de Thomas, qui en souffre elle aussi, a fait remarquer à quel point la chambre du garçon était poussiéreuse. Elle en a entrepris le grand ménage, sans oublier les endroits que l'on est souvent porté à négliger: le dessus des cadres, les peintures et les cadres des fenêtres. Elle a passé l'aspirateur sur le matelas, lavé toute sa literie et les rideaux à haute température et sorti ses jouets en peluche.

La condition de Thomas s'est immédiatement améliorée. Sa mère s'en est alors tenue à un nettoyage complet de la chambre une fois par semaine. En trois semaines, Thomas n'avait presque plus d'eczéma: « Je suis surprise. Je connaissais pourtant les règles de base de l'entretien – j'ai conseillé à tous mes patients de faire le grand ménage chez eux. Mais je me disais que, pour que ça fasse vraiment une différence, je devrais nettoyer toute la maison; je n'en avais pas le temps ! Jamais je n'aurais cru une telle amélioration possible en nettoyant simplement la chambre de mon fils et en retirant tous ses jouets en peluche. »

CHAPITRE 4

Comment vous aider vous-même

Vous pouvez faire beaucoup pour vous aider si vous souffrez d'eczéma, même si vous ne pouvez pas « guérir » le problème. Manifestement, vous devriez tout d'abord vous assurer que vous souffrez vraiment d'eczéma: consultez votre médecin si vous avez des doutes, tentez d'identifier le ou les coupables et évitez-les chaque fois que c'est possible (voir chapitre 3). Vous pouvez aussi protéger votre peau pour diminuer les risques d'attaques subséquentes. Les enfants atteints d'eczéma atopique ont besoin de soins particuliers, non seulement pour aider leur eczéma, mais aussi pour diminuer les risques de problèmes respiratoires futurs. Il est essentiel, pour chacun, d'établir une routine consciencieuse des soins de la peau; ceci favorisera la cicatrisation et rendra la peau aussi robuste et saine que possible afin qu'elle puisse se défendre et se cicatriser par elle-même. Malgré tous les efforts que vous ferez, l'eczéma est une affection à long terme. Bien des imprévus peuvent causer une poussée active, et cela pourrait être rassurant d'avoir, à la portée de la main, un équipement de survie pour combattre les symptômes les plus pénibles.

Les soins et la protection de la peau

La peau sèche, craquelée, gercée ou abîmée est un des effets spécifiques de l'eczéma. Même entre les attaques, votre peau a besoin de soins particuliers et d'attention.

Les crèmes hydratantes aident à prévenir la sécheresse, non pas en ajoutant du liquide, mais en arrêtant les pertes d'humidité. Utilisez-les chaque fois que vous vous lavez (de préférence lorsque la peau est encore légèrement humide), surtout lorsqu'il fait un temps froid, venteux ou encore très chaud. Les crèmes pour les mains sont essentielles, elles aussi, et vous pouvez trouver un émollient ordinaire, une crème ou un onguent qui hydratera la peau et aidera à prévenir la sécheresse, offrant ainsi une protection supplémentaire. Il n'est pas obligatoire d'utiliser des produits coûteux comme ceux dont on fait la publicité un peu partout. Un produit simple et bon marché sera tout aussi efficace.

Si votre peau est très sèche et que l'utilisation de savon n'améliore pas son état, procurez-vous un substitut, une crème émolliente aqueuse par exemple. Essayez un additif pour bain émollient ou un adoucisseur d'eau, lesquels réduisent la quantité de savon nécessaire pour se laver. Il y a cependant peu de preuves certifiant que des systèmes onéreux de purification d'eau ont un effet sur l'eczéma.

Une légère exposition au soleil peut aussi aider, mais évitez les températures extrêmes, car être mouillé de sueur peut aggraver votre état. Évitez de porter des vêtements serrés et des tissus synthétiques, surtout pour les sous-vêtements.

Avoir de l'eczéma est une bonne raison pour ne pas s'éterniser sous l'eau, car une immersion trop longue peut assécher la peau ou la faire craqueler. Évitez aussi les nettoyants abrasifs et les tampons à récurer. Ne restez pas plus de 15 minutes dans votre bain.

Si vous devez faire des travaux supposant la présence d'eau, utiliser des abrasifs ou manipuler des substances pouvant être irritantes, portez toujours des gants et utilisez une bonne crème protectrice pour les mains. Vous formerez ainsi un bouclier partiel contre l'eau et les irritants, et votre peau sera plus facile à nettoyer. Privilégiez les gants de coton, ou de PVC (polychlorure de vinyle) doublés de coton. Les gants de caoutchouc portés longtemps rendent la peau moite et vulnérable. Donc, enfilez en dessous des gants de coton absorbant pour minimiser la sudation.

Ne pas:

- Vous gratter
- Faire éclater les cloques (vous risquez de favoriser l'infection)
- Utiliser des produits qui ne sont pas nécessaires tels que les produits moussants pour le bain (qui assèchent la peau); les huiles pour le bain sont préférables
- Mettre un désinfectant dans l'eau du bain (au grand jamais!)
- Trop vous laver, ce qui provoque la sécheresse de la peau
- Utiliser des gouttes ophtalmologiques pour les allergies au fard pour les yeux, en vente libre

- Teindre vos cheveux ou vos cils: des produits permanents pouvant causer des réactions de longue durée

Les produits pour le soin de la peau

Substituts au savon

- Des crèmes à base d'oxyde de zinc et d'huiles minérales
- Des crèmes aqueuses (émollientes) ou des onguents émulsifiants

Produits pour le bain

- De l'huile non parfumée, à base d'huiles minérales
- De l'huile savlon, à base de paraffine liquide et d'alcool de laine
- Des produits émollients contenant de la paraffine liquide
- Des gels douche à base de paraffine liquide

Crèmes émollientes et de protection

- Des crèmes aqueuses
- Des onguents émulsifiants
- Des crèmes à base de gelée de pétrole blanche, de paraffine liquide, de lanoline
- Des crèmes à base de calamine et d'huile d'arachide (non recommandée pour les enfants)
- Des crèmes à base d'huile d'arachide, sans lanoline

L'eczéma et la profession

Si votre travail vous oblige à manipuler des substances qui activent votre eczéma, vous devez accorder encore plus d'attention à votre peau, autant pour son propre bien que pour votre travail.

Après une réaction aiguë, vous devez vous éloigner pendant un certain temps de la substance en cause afin de permettre à votre peau de guérir. Bander les parties affectées peut vous permettre d'effectuer du travail en milieu sec, en attendant que votre eczéma s'atténue. S'ils soignent leur peau scrupuleusement et la protègent, la plupart des gens souffrant de dermatite irritante peuvent travailler normalement, même si des rechutes sont toujours possibles. Utilisez une crème protectrice sous les gants avant chaque manipulation, mais ne vous méprenez pas en pensant qu'il s'agit d'un écran total pour la peau. Il est nécessaire de prendre d'autres mesures protectrices:

- Méfiez-vous des gants de caoutchouc: certains solvants peuvent les traverser et certaines personnes sont allergiques au caoutchouc
- Les gants en PVC doublés de coton sont ce qu'il y a de plus efficace, mais ils peuvent rendre les mouvements délicats difficiles
- Changez et lavez souvent les gants (et autres vêtements protecteurs), ou utilisez des gants de plastique jetables
- N'utilisez pas de solvants pour nettoyer les huiles: ils pourraient faire plus de dommage que les huiles elles-mêmes
- Les bagues (et les montres ou les bracelets si vos poignets sont exposés) peuvent accumuler les irritants et nuire au lavage et au séchage des mains – retirez-les au travail
- Les poussières collent sur une peau humide (par exemple au niveau de l'aine et des aisselles). Il est donc important de prendre une douche ou un bain

après avoir travaillé dans une atmosphère humide, ou dès que vous arrivez chez vous.

Si ces mesures sont inefficaces et si vous souffrez toujours d'eczéma, discutez-en avec votre médecin de famille, un médecin spécialiste, votre chef d'équipe ou votre représentant syndical. Des changements peuvent souvent être apportés tels que: utiliser des produits différents, échapper à certains travaux ou être transféré à un autre poste ou à un autre travail au sein de la compagnie. Le but n'est pas de cesser de travailler, mais de trouver un travail qui n'aggrave pas votre état.

Cependant, les gens affligés de dermatite (ou eczéma) de contact allergique (environ un cas sur sept) doivent éviter les sensibilisateurs (la substance qui provoque l'eczéma): ils développeront toujours de l'eczéma à son moindre contact, et une telle situation pourrait les obliger à changer de travail.

Les enfants affligés d'eczéma

Une des tâches les plus difficiles pour un parent, c'est d'empêcher un bébé ou un tout jeune enfant atteint d'eczéma de se gratter, ce que plusieurs font même en dormant. La peau peut s'assécher et devenir cuirassée au niveau du cou et au creux des coudes et des genoux. Couvrez les régions atteintes d'eczéma de bandages ou de vêtements et gardez les ongles de l'enfant courts et propres; faites-lui porter des mitaines au lit. Mais surtout ne lui attachez jamais, au grand jamais, les mains aux barreaux du lit. Cette méthode est cruelle et dangereuse.

Bien des mères se sentent coupables et pensent, de façon injustifiée, que l'eczéma est une marque de malpropreté, bien que ce ne soit pas le cas. Par conséquent, elles ont tendance à trop laver l'enfant, risquant ainsi d'assécher sa peau. Il est encore plus important, avec un enfant à la peau délicate, d'éviter les savons. Remplacez-les par une crème émolliente émulsifiante et utilisez ensuite une crème émolliente non parfumée pour éviter que la peau ne s'assèche et ne démange. Appliquez aussi de la crème au moment du coucher et sur les régions exposées avant de sortir par temps froid ou venteux.

Gardez la température de la pièce constante, ni trop chaude ni trop froide, ni trop sèche ni trop humide. Évitez les brusques écarts de température, par exemple prendre un bain très chaud dans une salle de bains très froide.

Le lien avec l'école

Expliquez à l'enseignant que votre enfant souffre d'eczéma et assurez-vous qu'il ne soit pas chahuté ou mis à l'écart à cause de son problème de peau. L'enseignant peut garder un œil sur lui et, au besoin, expliquer aux autres enfants et à leurs parents que l'eczéma n'est pas contagieux. Vous aurez peut-être aussi besoin de l'aide de l'enseignant pour éviter les allergènes suspects, surtout certains aliments, les animaux (les cochons-d'Inde, par exemple), et les plantes qui poussent sur le terrain de l'école ou les espaces verts tout autour. L'enseignant peut aussi aider en évitant de faire asseoir l'enfant près d'un radiateur ou d'une fenêtre, et en mettant l'accent sur l'importance des soins de la peau.

Prévenir les complications dans les cas d'eczéma atopique

Si vous souffrez d'eczéma atopique, la façon la plus efficace d'éviter que votre enfant en soit affligé, lui aussi, c'est de le nourrir au sein. L'eczéma atopique est sept fois plus fréquent chez les enfants nourris au biberon que chez les enfants nourris au sein. On croit que l'allaitement est efficace parce que le lait maternel offre une protection immunitaire et contient des substances telles que des acides linoléiques qui peuvent soulager l'eczéma (voir chapitre 9). Les enfants souffrant d'eczéma atopique sont aussi souvent allergiques à la protéine contenue dans le lait de vache (et vice versa), et plus vous retardez l'ingestion de ce produit, moins ils risquent d'avoir de réactions.

Les enfants souffrant d'eczéma atopique risquent aussi, plus tard, de souffrir d'asthme et de rhume des foins, une combinaison de rhinite allergique (nez qui coule) et de conjonctivite allergique (yeux rouges, larmoyants, et irrités) surtout au printemps et en été. Protégez autant que possible leurs voies respiratoires, leurs poumons et leur peau. Ne fumez pas près d'eux, car beaucoup de substances contenues dans la fumée de tabac sont extrêmement irritantes pour les gens ayant les yeux, les poumons et le nez sensibles, et cela peut augmenter les risques d'asthme. Si vous devez fumer dans la maison, faites-le dans une pièce, en particulier, de préférence bien aérée, et interdisez-en l'accès à l'enfant. Cela vous évitera de vous montrer trop rigides envers des invités qui fument. La plupart d'entre eux comprennent qu'ils ne peuvent fumer que dans la pièce réservée à cet effet, surtout lorsqu'il y a un enfant dans la maison.

Pour la même raison, évitez autant que possible les combustibles solides (charbon ou bois) pour le chauffage, ou la paraffine lorsque vous cuisinez. L'électricité est beaucoup plus propre. Assurez-vous que tous les appareils utilisés sont bien ventilés et vérifiez les ventilateurs régulièrement.

Les enfants souffrant d'eczéma atopique développent très rarement une réaction extrême ou potentiellement dangereuse au virus de l'herpès, la cause des feux sauvages et de l'herpès génital (d'autres infections telles que la rougeole affectent souvent plus rapidement une personne qui souffre d'eczéma atopique, pour des raisons inconnues). Cette réaction est connue sous le nom d' « eczéma vaccinatoire ». Auparavant, une réaction survenait également en réponse à une infection au virus de la variole ou au vaccin contre la variole. Heureusement la variole, de nos jours, a disparu et le vaccin est obsolète.

Assurez-vous qu'aucune personne ayant un feu sauvage n'embrasse votre enfant (même au risque d'offenser la personne).

Pour ou contre la vaccination?

Même si avant, les médecins évitaient d'administrer certains vaccins à l'enfant qui souffrait d'un eczéma actif, surtout celui du tétanos, la plupart croient aujourd'hui que cette précaution est inutile, étant donné les nouvelles méthodes de production de vaccins. L'opinion traditionnelle est que l'enfant souffrant d'eczéma devrait recevoir toutes les vaccinations normales: tout comme pour l'enfant en santé, les bénéfices de protection contre la maladie surpassent les risques encourus. Cependant, parmi les thérapeutes en médecine douce, il existe un débat au sujet des risques potentiels à long terme des vaccinations en général (voir p. 170-171), et certains parents demeurent anxieux. Si vous avez des doutes, discutez-en avec votre médecin ou avec un autre praticien qualifié en la matière.

Les enfants atteints d'eczéma atopique sont quelquefois accusés d'hyperactivité. Ceci est parfois causé par une réaction allergique à une variété de facteurs environnementaux incluant le sucre, les additifs, les produits laitiers, les agrumes, la pollution de l'environnement, le fluorure, l'aluminium et les gaz d'échappement des voitures. Les parents seront peut-être réconfortés d'apprendre que les enfants atopiques ont tendance à être d'une intelligence supérieure à la moyenne. Ce sont des enfants habituellement curieux, alertes, actifs, ayant peu besoin de sommeil, qui sont très responsables de leur environnement, ce qui peut parfois donner l'impression qu'ils sont hypersensibles. Il est important de ne pas catégoriser de tels enfants comme anormaux seulement parce qu'ils ont besoin de beaucoup de stimulation, et de ne pas les surprotéger en restreignant leur diète et leurs activités.

L'érythème fessier

La seule façon de soigner l'érythème fessier, c'est de ne pas mettre de couches au bébé. Essayez de le laisser nu fesses pendant un certain temps, l'été, dehors dans le jardin, l'hiver, à l'intérieur sur une serviette ou, avec les petits qui commencent à se traîner et à marcher, dans une pièce dont le plancher peut se nettoyer facilement.

Changez les couches dès que vous remarquez qu'elles sont souillées. Lavez bien la peau à l'eau chaude et, chaque fois, utilisez une bonne crème de protection (à base de zinc ou d'huile de castor, par exemple). Appliquez-en une bonne quantité, mais pas suffisamment pour qu'elle fasse une pellicule sur la couche, car celle-ci n'absorbera plus aussi bien l'urine. Si vous utilisez des couches en tissu, remplacez-les par des couches jetables pendant un certain temps. Si vous ne pouvez pas vous permettre de ne pas utiliser de culottes en plastique, lavez-les avec un détergent doux et assurez-vous de bien les rincer. En cas de surinfection, faites tremper les couches dans une solution antiseptique à chaque lessive, mais de nouveau, assurez-vous de les rincer à fond.

Les produits pour érythème fessier

- Crème au zinc et à l'huile de castor: une crème de protection pour usage régulier et pour traitement
- Crème au savlon pour érythème fessier
- Crème cicatrisante antiseptique à base de lanoline
- Crème contenant de la calamine pour soulager les démangeaisons

- Gelée de pétrole blanche « vaseline » : en guise de prévention seulement
- Crème à l'extrait de camomille: pour aider à calmer la douleur
- Crème émolliente à base de vitamine A et de cetrimide
- Crème pour les érythèmes fessiers infectés (consultez le médecin si l'éruption ne disparaît pas malgré d'autres traitements)

Le soulagement des symptômes de l'eczéma

Il existe plusieurs remèdes simples disponibles chez votre pharmacien, qui peuvent vous aider en cas de crise d'eczéma aiguë. Les crèmes stéroïdes topiques contiennent de l'hydrocortisone et ne devraient pas être utilisées pour des enfants de moins de dix ans, à moins d'un avis médical. Ces crèmes disponibles sans ordonnance ne sont utilisées que pour les dermatites de contact allergique ou les dermatites irritantes, et ne devraient pas être appliquées sur le visage ou sur les parties génitales. Si vous désirez les utiliser, appliquez-les modérément sur les régions affectées. Ne les couvrez pas d'un bandage et ne les utilisez jamais plus de sept jours. Si l'état de la peau ne s'améliore pas rapidement, consultez un médecin. Pour avoir plus de détails sur les antihistaminiques et les stéroïdes, consultez le chapitre 5, p. 75-81.

De plus, des remèdes à base de plantes médicinales peuvent être achetés ou préparés à la maison (voir chapitre 9, p. 161-162). Si votre eczéma semble provenir du stress ou s'aggraver à cause du stress, vous trouverez peut-être utiles les techniques de relaxation décrites au chapitre 7.

Produits pouvant aider à soigner les symptômes de l'eczéma

- Deux cuillerées à soupe de bicarbonate de soude ajoutées à l'eau du bain aideront à soulager l'irritation
- La calamine aide à calmer les démangeaisons, mais doit être appliquée souvent. Disponible en crème, en onguent ou en lotion, et dans une base émolliente d'huile d'arachide
- L'huile d'onagre ou les capsules de bourrache (huile de similacine étoilée) peuvent soulager l'inflammation (voir chapitre 5). Ne pas utiliser pour les enfants de moins de sept ans sans avis médical
- Le mélange pour traiter l'éruption des potiers, un remède naturel à base de plantes, était traditionnellement utilisé pour soulager les symptômes de l'eczéma léger (pour les adultes et les enfants de plus de huit ans seulement)
- L'onguent à base d'oxyde de zinc et d'huile de foie de morue, utile pour soigner l'eczéma et l'érythème fessier
- L'eczéma séborrhéique « infantile »: frotter avec de l'huile d'olive, puis laver avec du shampoing ordinaire pour bébés ou des produits spéciaux comme un shampoing traitant pour les croûtes de lait
- L'eczéma séborrhéique « adulte » : les produits pour les cheveux ou les shampoings contenant du sélénium, permettant de traiter les pellicules

- Les réactions photosensibles: lotion et crème absorbant les rayons ultraviolets (U.V.) du soleil, lesquels, la plupart du temps, abîment la peau (différents degrés de protection sont disponibles)
- Les comprimés antihistaminiques aident à soulager les démangeaisons, surtout pendant la période de sommeil. Peuvent être utiles pour les symptômes de l'eczéma et du rhume des foins *Évitez les crèmes antihistaminiques pour l'eczéma, car elles peuvent causer une hypersensibilité et aggraver la réaction (peuvent cependant être utiles en cas d'urticaire)*
- Crèmes stéroïdes topiques disponibles sans ordonnance:

Consultez votre pharmacien qui saura vous conseiller judicieusement.

L'ionisation

Les ions négatifs sont des particules chargées que l'on retrouve dans l'air, près de la mer et des chutes et après des orages. Ils y sont pour beaucoup dans ce que l'on ressent lorsqu'on prend une marche vivifiante et rafraîchissante au bord de la mer ou même lorsqu'on prend une douche. Réciproquement, avant un orage, l'atmosphère peut nous rendre tendus ou malheureux parce que l'air est dépourvu d'ions négatifs. La pollution atmosphérique peut avoir le même effet, tout comme les maisons ou les bureaux modernes équipés d'un chauffage central, de climatiseurs, de meubles et de tapis en tissu synthétique et d'une profusion d'appareils électriques. On croit que tout cela augmente le risque d'une variété de symptômes incluant les allergies et l'asthme.

Les ioniseurs, de petits appareils qui produisent un flux d'ions négatifs, semblent aider les gens ayant des problèmes respiratoires tels que bronchite, sinusite, asthme et rhume des foins. Ils ont un effet sur les produits chimiques du corps et ils éliminent des particules de poussières de l'air, dont les petites fibres et la fumée de cigarette, qui peuvent irriter les voies respiratoires. Même si on ne sait pas exactement comment ils agissent, beaucoup de gens trouvent qu'ils aident à soigner certaines affections, comme les migraines, la dépression et l'eczéma. On ne leur connaît aucun effet secondaire, bien que les ions puissent produire de l'ozone dans l'air, lequel peut agir comme irritant chez certains asthmatiques.

L'achat d'un ioniseur est relativement bon marché, et il peut en valoir la peine si vous utilisez beaucoup d'équipements électriques, comme des vidéos et des ordinateurs, si vous fumez ou si vous êtes sensible à la poussière (utile surtout lorsque vous soulevez la poussière en époussetant, en passant l'aspirateur ou en changeant les lits.)

L'ioniseur devrait être placé au moins à 50 cm des murs et des meubles pour permettre une libre circulation de l'air et, la nuit, à moins de 2 m du lit, au niveau de la tête. Il a beau nettoyer l'air, il n'en rejette pas moins des particules qui se déposent sur les murs et les meubles environnants, ce qui exige des nettoyages plus fréquents.

D'autres sources pouvant aider

- Les différents organismes de santé
- Le service médical du marché du travail: offre gratuitement des conseils sur les problèmes de santé

au travail, aussi bien aux employés qu'aux employeurs

- Les dermatites de travail peuvent vous amener à porter plainte afin d'avoir accès à des prestations d'invalidité. Pour obtenir de l'aide ou des conseils, discutez-en avec votre chef d'équipe ou votre représentant syndical
- Votre pharmacien: il peut vous donner des conseils sur les soins de la peau, sur les produits disponibles sans prescription, et vous recommander de consulter un médecin lorsque le problème est plus sérieux.

Quand aller chercher d'autres avis

- Si une nouvelle éruption ne disparaît pas en quelques jours
- S'il y a des doutes sur l'identification du problème
- Si l'éruption couvre une grande région du corps
- Si les plaques suintent ou coulent beaucoup, surtout chez un enfant
- Si l'état s'aggrave malgré les mesures prises
- Si l'éruption réapparaît après des traitements efficaces
- Si le traitement n'a aucun effet
- Si un érythème fessier ne disparaît pas en quelques jours ou s'il y a des signes de muguet (plaques blanches) dans la bouche.

CHAPITRE 5

Les traitements conventionnels et les procédures

Quel diagnostic posera votre médecin

À moins que votre problème ne soit évident, votre médecin de famille vous posera probablement toute une série de questions pour en savoir plus au sujet de l'éruption, sur vous-même et sur les circonstances qui ont pu la causer; il se renseignera sur vos antécédents médicaux et familiaux. Si vous croyez connaître la cause de votre réaction cutanée, discutez-en avec lui.

La plupart des personnes qui souffrent de maladies de la peau tentent de se soigner elles-mêmes avant de consulter un médecin. Cependant, puisque plusieurs crèmes et lotions peuvent causer des réactions cutanées, il est important de noter tout ce que vous utilisez pour faciliter le travail du médecin.

Le médecin examinera votre peau, pas nécessairement là où l'éruption s'est produite, car d'autres régions peuvent aussi être affectées sans que vous ne l'ayez remarqué ou n'ayez fait un rapprochement. Par exemple, une éruption sur la main est souvent accompagnée d'une éruption sur le pied.

Le diagnostic

Parfois, l'eczéma peut être diagnostiqué très facilement, par exemple, chez un enfant provenant d'une famille atopique, souffrant d'éruptions cutanées typiques, ou dans le cas d'une personne qui commence un modèle réduit à coller et qui se sert de colle époxy pour la première fois. Bien souvent, cependant, le diagnostic est moins évident.

Puisque l'état de la peau se développe et change avec le temps et que, bien souvent, il n'est pas conforme aux descriptions dans les livres, une période d'observation peut être très utile. Si l'on vous demande: « Revenez la semaine prochaine si vous n'allez pas mieux », ne vous fâchez pas… cette approche est loin d'être déraisonnable. Mais surtout, prenez un autre rendez-vous si l'éruption persiste.

On peut vous demander d'adopter des mesures d'évitement (voir chapitre 3) pour voir si cela apporte un changement, ou de prendre des notes sur vos symptômes et sur les contacts que vous avez avec différentes substances, le tout pour tenter de trouver un lien entre la cause et l'effet. Si l'on soupçonne une réaction allergique, vous pourrez être confié à un dermatologue qui vous fera passer des tests spéciaux, tels que les tests épicutanés (par timbres cutanés), ou suivre un régime particulier pour découvrir les sensibilités aux aliments (voir ci-dessous). Vous pourriez aussi subir une analyse sanguine pour chercher des anticorps dans le sérum sanguin ou le sang (test RAST ou radioallergosorbent test), mais ce test est rarement pratiqué de nos jours, car il n'est pas fiable à 100 %. Quelques médecins qui s'intéressent à l'écologie clinique se servent de tests spéciaux pour dépister une sensibilité alimentaire (voir p. 136).

Le test épicutané (par timbres cutanés)

Le test par timbres cutanés implique que l'on applique délibérément un des allergènes potentiels (soit ceux que l'on soupçonne déjà, soit une série de sensibilisateurs communs tels que les poils, le nickel ou le pollen) sur une surface de la peau non affectée, habituellement sur le bras ou le dos. Chaque site est identifié au crayon feutre, puis couvert de gaze et de diachylon pendant 24 à 48 heures. Quelques jours plus tard, la peau est de nouveau examinée. Un test positif produira une réaction eczémateuse là où la substance incriminée a été appliquée.

Un test spécifique par timbres cutanés peut être utilisé pour des réactions allergiques sensibles à la lumière. Chacun des allergènes suspects est appliqué deux fois, puis on expose l'un d'eux à une lumière ultraviolette.

Les tests par timbres cutanés sont très simples et efficaces chez plusieurs patients, mais ils peuvent présenter certains inconvénients:

- De fortes réactions avec démangeaisons insupportables (retirer le test par timbres rapidement).
- Une sensibilisation à de nouvelles allergies.
- Des résultats négatifs faux: la personne est réellement allergique à la substance, mais le test ne le montre pas, parce qu'il ne reproduit pas exactement le vrai contact qui a eu lieu.

Les régimes d'élimination (ou régimes d'exclusion)

Contrairement à la médecine douce, la médecine traditionnelle ne met pas tellement l'accent sur l'intolérance aux aliments, mais elle reconnaît de plus en plus que la diète peut jouer un rôle dans l'eczéma atopique. Les médecins qui s'intéressent à la médecine nutritionnelle ou à l'écologie clinique (voir chapitre 8) vérifieront probablement s'il y a intolérance aux aliments dans les cas d'eczéma « infantile », car des études ont démontré qu'elle était impliquée dans au moins le quart des cas.

Si une cause ne peut être identifiée en évitant les allergènes communs (surtout les produits laitiers), en utilisant la méthode d'approximation successive, ou en prenant des notes sur les aliments consommés, la façon classique de la découvrir est de faire suivre au patient un régime d'élimination ou d'exclusion (voir chapitre 8).

Ce régime, dans sa forme la plus stricte, signifie ne manger qu'une série variée d'aliments fades (agneau, riz, poires sans la peau, eau du robinet bouillie) jusqu'à ce que les symptômes se stabilisent (jusqu'à trois semaines). D'autres aliments sont alors réintroduits un à un, en laissant quelques jours entre chacun d'eux pour permettre aux symptômes d'apparaître, le cas échéant.

Ce traitement ne doit être fait que sous supervision médicale et les enfants qui le suivent sont souvent hospitalisés. Une poussée active de l'allergie peut survenir temporairement, accompagnée des symptômes sous-jacents tels que maux de tête, sans pour autant pouvoir identifier l'allergie, même si elle est présente. Ce régime peut mener à de nouvelles sensibilités parce que les aliments non restreints sont consommés en plus grande quantité que d'habitude. Pour des raisons pratiques évidentes et humanitaires, plusieurs médecins préfèrent éviter ce traitement, à moins que le patient ne soit désespéré. Cependant des versions modifiées du traitement, moins sévères, ont été adaptées pour les enfants et les adultes.

Le traitement conventionnel

Votre médecin vous conseillera probablement d'éviter les allergènes et les irritants, de bien soigner votre peau et de la protéger, selon les lignes directrices dont nous avons parlé dans les deux chapitres précédents. Parfois, ces simples mesures sont tout à fait suffisantes.

Si l'affection est plus sérieuse, vous devrez probablement suivre un traitement spécifique pour aider à réduire les symptômes et permettre à la peau de se cicatriser. Au besoin, certains médicaments peuvent aider à traiter une surinfection ou à favoriser le sommeil.

Si les poussées actives semblent être causées par le stress, ou si le problème est une névrodermite, il est possible qu'une assistance psycho-sociologique (counselling) ou qu'une psychothérapie vous soit conseillée ou encore que l'on vous prescrive des tranquillisants pour une courte période de temps. Dans le cas d'eczéma variqueux, le médecin peut prescrire un traitement des varices (par injection ou chirurgie) avant qu'un ulcère ne se développe.

Les crèmes stéroïdes

Les médicaments à base de corticostéroïdes (souvent appelés stéroïdes) sous forme de crème ou d'onguent sont les traitements les plus fréquents pour soigner l'eczéma. Ils sont aussi connus sous le nom de stéroïdes topiques (c'est-à-dire qu'ils sont appliqués directement sur la peau contrairement aux comprimés qui agissent de l'intérieur).

Ces crèmes agissent en atténuant les symptômes de l'eczéma et non en traitant la cause. Elles diminuent l'inflammation, et par conséquent les rougeurs, le gonflement et l'écoulement, soulagent les démangeaisons et les autres symptômes, et permettent la cicatrisation de la peau endommagée. Au début, on peut vous conseiller des applications quatre fois par jour, pour ensuite diminuer progressivement et en arriver à une fois par jour ou moins, au fur et à mesure que votre état s'améliore. Il est important de ne jamais arrêter un traitement brusquement; ceci pourrait provoquer une rechute soudaine et aggraver l'affection.

Les stéroïdes sont extrêmement efficaces pour traiter l'eczéma, mais ils devraient être utilisés avec précaution (votre médecin vous en avisera sûrement). Ils peuvent endommager les protéines de collagène dans le derme et, utilisés en trop grande quantité, amincir la peau (ce qui augmente le risque d'infection), la strier (de fines lignes semblables à des vergetures) et la vieillir prématurément. D'autres effets secondaires (surtout avec les préparations plus fortes) peuvent comprendre:

- L'apparition d'acné ou une augmentation de la pilosité
- La propagation de l'infection non traitée
- Certaines préparations contiennent des sensibilisateurs potentiels de la peau

- Des effets secondaires corporels tel un déséquilibre hormonal si des stéroïdes puissants sont absorbés à travers la peau (très rare)
- Un retard de croissance chez les enfants.

De ce fait, les stéroïdes devraient être utilisés parcimonieusement, et seulement sur les régions de la peau affectées par l'eczéma, en évitant, si possible, les endroits les plus fragiles comme le visage et les parties génitales.

Les stéroïdes topiques disponibles varient, selon leur force. Le plus faible, servant à contrôler les symptômes, devrait être utilisé pendant le minimum de temps nécessaire. Même si vous pouvez vous procurer de faibles préparations d'hydrocortisone sans ordonnance (à partir de 10 ans seulement), votre médecin connaît une variété de produits beaucoup plus grande et peut vous prescrire exactement celui qui convient en tenant compte de votre état et de votre âge. Par exemple, des préparations plus concentrées peuvent être prescrites pour les pieds, car la peau y est plus dure et absorbe une moins grande quantité du médicament.

Parfois, pour la nuit, on vous demandera de couvrir la crème, une fois appliquée, d'une chemise, d'un sac de plastique ou d'une pellicule autocollante afin d'en favoriser la pénétration dans l'épiderme et d'en rehausser ainsi les effets (n'utilisez pas cette méthode lors de l'application de crèmes stéroïdes sans l'avis du médecin: vous pourriez en faire un surdosage ou endommager votre peau).

Habituellement, lorsque des crèmes stéroïdes sont prescrites, aucun traitement topique supplémentaire n'est requis. Si vous appliquez d'autres sortes de crèmes sur une peau déjà sensible, vous ne ferez qu'accroître davantage les risques de réactions cutanées. Cependant, si une surinfection se déclare, et si la région atteinte d'eczéma est aussi affectée par du muguet (par exemple la région protégée par une couche ou le canal auditif), des préparations combinées peuvent alors vous être prescrites. Parfois, les stéroïdes sont combinés avec des préparations à base de goudron.

Le médecin peut recommander des comprimés de stéroïdes, mais seulement dans des cas extrêmement rares. Ils seront prescrits pendant le minimum de temps pour contrôler l'eczéma, et arrêtés avec grand soin de crainte de précipiter une réaction de rebond. Les comprimés de stéroïdes sont utilisés pour traiter la dermatite exfoliatrice, une complication rare, mais très dangereuse. Cette dermatite pouvant être fatale, elle devrait toujours être traitée en milieu hospitalier.

Lorsqu'une réaction locale ne s'améliore pas avec l'application de stéroïdes topiques, les stéroïdes peuvent parfois être administrés sous forme d'injections.

Les préparations à base de goudron

Le goudron de houille (onguent, crème, pâte ou solution) adoucit la peau, diminue les démangeaisons et l'inflammation et peut aider à réduire les plaques devenues rudes et épaisses à force d'avoir trop été grattées. Ce traitement est particulièrement efficace dans les cas d'eczéma discoïde, pour lesquels les stéroïdes topiques sont moins efficaces.

Cependant, la pâte au goudron est difficile à appliquer, salit, sent mauvais et tache les vêtements. Il est donc préférable de l'utiliser la nuit, sous des bandages, de porter des vêtements de nuit qui ne risquent rien et de couvrir le matelas de vieux draps. Les bandages préimprégnés que l'on garde pendant une semaine environ sont beaucoup plus propres. De plus, ils empêchent le grattage et rehaussent le moral, car non seulement ils cachent la peau, mais ils indiquent aussi à vos collègues que vous ne pouvez vraiment pas manipuler certaines substances.

Les shampoings à base de goudron sont utiles pour les adultes souffrant d'eczéma séborrhéique, et peuvent être prescrits avec un onguent au lithium pour diminuer l'inflammation de la peau. La plupart des préparations au goudron ne peuvent pas être appliquées sur le visage ou sur une peau abîmée. De temps à autre elles peuvent causer de l'acné ou des réactions de contact ou de sensibilité à la lumière.

Autres préparations topiques

- Crèmes au zinc et à la calamine: soulage les démangeaisons
- Pansements ou bains au permanganate de potassium: aide à soigner la peau infectée et suintante
- Onguent ou bandages à l'ichthyol (sulfobituminate d'ammonium, schiste): pour soigner un eczéma bénin
- Acide salicylique: pour la peau épaisse et squameuse (souvent utilisé avant les préparations à base de goudron)

Les antihistamines

Les réponses allergènes impliquent la libération d'histamine et d'autres produits chimiques produisant des démangeaisons de la peau (voir p. 26-28). Il est donc logique d'utiliser des antihistaminiques pour contrôler les démangeaisons, même si, bien entendu, ils n'empêchent pas la réponse allergène de se manifester.

Les crèmes antihistaminiques sont habituellement évitées (sauf pour traiter ceux qui souffrent d'urticaire) parce qu'elles peuvent provoquer la sensibilité de la peau. Par contre, les comprimés peuvent être prescrits sur une base régulière pendant les réactions allergiques fréquentes, ou avant des expositions occasionnelles aux allergènes. Même si ces comprimés ne provoquent pas les mêmes réactions chez tous les gens, ils tendent à causer la somnolence, surtout s'ils sont pris avec de l'alcool. Donc, si vous suivez un tel traitement, surveillez vos réactions et évitez de conduire ou de faire fonctionner des appareils qui pourraient être dangereux (dans la cuisine ou l'atelier aussi bien qu'au travail).

Cet effet secondaire peut, d'une certaine façon, être un avantage, car il permet aux gens de passer une bonne nuit de sommeil, surtout lorsqu'il s'agit d'enfants qui restent éveillés à cause des démangeaisons (ils sont disponibles en sirops et en comprimés).

Les antihistaminiques peuvent entraîner d'autres effets secondaires, dont les maux de tête, l'assèchement de la bouche, la constipation, une vision floue, des troubles d'estomac et dans le cas de certaines préparations, une impuissance sexuelle. Des éruptions cutanées et des réactions sensibles à la lumière peuvent survenir occasionnellement.

Les somnifères

Dans les cas où les démangeaisons sévères interfèrent avec le sommeil, le médecin peut recommander de prendre des somnifères pendant une courte période. Certes, les gens craignent souvent d'en devenir dépendants, mais ils peuvent être d'un grand secours pour quelque temps, rendant la vie plus agréable en attendant que les traitements fassent effet. Vous en avez bien assez avec votre problème de santé sans, en plus, devoir subir des nuits d'insomnie et d'inconfort.

Le traitement des surinfections

Même si l'eczéma n'est ni contagieux ni infectieux, la peau éraflée (quelle qu'en soit la cause) devient plus sujette à l'infection. On la décrit alors comme étant une surinfection parce qu'elle vient compliquer la condition primaire de l'eczéma. Les risques de surinfection sont accrus par le grattage, car il peut introduire des organismes infectieux dans la peau.

Les surinfections bactériennes seront traitées avec des crèmes antibiotiques (parfois combinées à un stéroïde) ou, dans les cas graves, par des comprimés. Un médicament antifongique sera prescrit dans les cas d'infections fongiques (éruptions) comme cela survient souvent dans les cas d'eczéma autour de régions vulnérables telles que les oreilles ou l'aine, et dans les cas d'érythème fessier et d'eczéma séborrhéique adulte.

Même si les antibiotiques sont très efficaces pour traiter un eczéma infecté, certains médecins trouvent qu'ils sont souvent prescrits trop tôt. Au niveau de toute une population, cela risque d'augmenter le degré de résistance aux antibiotiques et de réduire l'efficacité des médicaments contre la bactérie la plus fréquemment impliquée.

Un cas parmi tant d'autres

La mère de Simon a amené son fils voir un médecin. Il avait les mains, les coudes et les genoux couverts d'eczéma et se grattait sans cesse, si bien que la chair était à nu et saignait. Simon semblait être un petit bonhomme très déluré et fort joyeux, mais sa mère était une personne visiblement inquiète et épuisée. Le médecin de famille recommanda d'utiliser un substitut au savon et une crème émolliente, et prescrivit un stéroïde topique. Après quelques jours, puisqu'aucune amélioration ne se dessinait, le médecin prescrivit une crème antibiotique et stéroïde, qui améliora rapidement l'état du petit garçon. Pendant les deux années suivantes, Simon retourna voir le médecin fréquemment, lorsqu'il avait des éruptions. Chaque fois, quelques jours de traitement suffisaient pour qu'il aille mieux. Les attaques se firent de moins en moins fréquentes et sa mère avait l'impression que le problème était relativement sous contrôle. Lorsqu'il commença l'école, Simon n'avait presque plus d'eczéma, mais il éternuait souvent, parfois le soir, il était plus sensible aux rhumes et avait souvent le nez qui coulait.

L'huile d'onagre

L'huile d'onagre est un remède traditionnel à base de plantes médicinales pour soigner l'eczéma (nous en discutons plus loin, au chapitre 9). Selon les essais, il a récemment été adopté en médecine traditionnelle et est disponible sur ordonnance.

Plusieurs études ont démontré que l'huile d'onagre aide à guérir l'eczéma, mais quelques-unes d'entre elles n'ayant pas été concluantes, certains médecins demeurent sceptiques. Néanmoins, plusieurs prescrivent l'huile d'onagre pour soigner l'eczéma chez les enfants, et toute une variété d'ordonnances permettant d'aider les tout jeunes enfants (de plus d'un an, à dose réduite). Des capsules spéciales pouvant être ouvertes sont aussi disponibles, si bien que l'enfant peut prendre le liquide à la petite cuillère ou sur ses aliments.

Le traitement léger

Lorsque certains types d'eczéma sont causés par la lumière du soleil et que tous peuvent être aggravés par la chaleur, il peut sembler étrange que la lumière soit utilisée comme traitement. Néanmoins, les médecins ont découvert que la lumière du soleil soulage plusieurs personnes affligées d'eczéma atopique (et d'autres problèmes cutanés); dans certains cas, une thérapie d'exposition légère à la lumière peut être recommandée (plus courant dans les cas de psoriasis).

Des lampes spéciales projetant les mêmes rayons que l'on retrouve dans la lumière solaire sont utilisées, et parfois un comprimé de psoralène est pris avant la séance afin d'augmenter l'effet de la lumière. Les traitements peuvent devoir se répéter pendant plusieurs semaines. Le traitement avec lampe n'est utilisé que dans les cas graves, car le temps d'exposition et la dose de rayons doivent être soigneusement contrôlés afin d'éviter des effets secondaires tels que brûlures, vieillissement de la peau, ou formation de cataracte au niveau du cristallin de l'œil.

L'hyposensibilisation

L'utilisation de l'hyposensibilisation, des injections d'allergènes dont la force augmente progressivement, est réservée pour désensibiliser des gens d'allergies spécifiques, comme les allergies au pollen, aux plantes ou aux arbres (plus souvent pour le rhume des foins), et parfois dans le cas d'allergies alimentaires. Cette approche tend cependant à être oubliée. La plupart des gens souffrant d'eczéma atopique sont sensibles à plusieurs allergènes; il est donc fort probable que l'hyposensibilisation ne provoquera qu'un soulagement partiel. Plus important encore, cette technique peut précipiter une réaction allergique grave, et de nombreuses personnes (la plupart étant des enfants souffrant d'asthme) en sont décédées. Cette technique ne devrait être utilisée que par des spécialistes, lors de réactions allergiques spécifiques, là où des appareils de réanimation sont disponibles en cas d'urgence.

Les diètes spéciales

Plusieurs médecins évitent de modifier la diète d'un enfant, car, bien souvent, cela ne produit que peu de résultats, constitue un inconvénient majeur pour la famille et crée une différence entre l'enfant affecté et les autres enfants (ce qui peut entraîner des problèmes). Si les tests pour détecter une allergie alimentaire se sont révélés positifs, le médecin recommandera bien entendu d'éviter les aliments en cause et vous aidera à planifier une diète équilibrée afin que l'enfant ne souffre pas de carence alimentaire. Certains médecins conseillent une diète sans produits laitiers pour les enfants en bas âge qui sont atopiques.

Parfois, si une allergie est provoquée par un ingrédient que l'on retrouve fréquemment dans les aliments et qu'il est difficile de l'éviter, le médecin peut prescrire, en cas d'ingestion accidentelle de l'allergène, de l'aspirine ou du cromocyglate sodique, médicaments qui peuvent enrayer certains types de réactions (voir p. 139).

Évaluation et analyse de l'approche traditionnelle

Contrairement à certains autres problèmes de santé chroniques, la médecine traditionnelle a une très bonne compréhension des causes de l'eczéma, tient compte de la façon dont le mode de vie, la personnalité et le stress peuvent l'affecter, et peut habituellement en soulager ces symptômes de façon efficace. Elle ne peut, cependant, permettre la guérison, et les traitements à base de médicaments entraînent des effets secondaires.

Bien que les stéroïdes topiques réduisent indubitablement l'inflammation et soulagent les symptômes, la prescription de stéroïdes topiques pour les traitements est fortement critiquée par les thérapeutes en médecine douce qui allèguent que:

- Les stéroïdes suppriment les symptômes sans traiter la cause de la maladie
- Les stéroïdes affaiblissent le système immunitaire, ce qui peut entraîner d'autres problèmes
- Les symptômes sont des signes externes de problèmes internes: supprimez-en certains et

d'autres apparaîtront à la place. Chez un enfant atopique, les poumons sont déjà vulnérables, et l'utilisation de crèmes stéroïdes pourrait augmenter le risque d'asthme plus tard

- Les symptômes sont la façon adoptée par le corps pour se soigner. L'eczéma est une défense contre les substances étrangères ou toxiques, et les crèmes stéroïdes empêchent le corps de se guérir par lui-même.

La réponse traditionnelle à ceci pourrait être que les stéroïdes sont les moyens les plus efficaces de soulager le patient, ce qui répond à la raison d'être de la médecine, et que les médecins, conscients des effets secondaires potentiels, font de leur mieux pour les minimiser et pour s'assurer que les patients font bon usage des médicaments.

Ils peuvent aussi insister sur le fait que les personnes affligées d'eczéma sont hypersensibles aux substances normalement présentes dans l'environnement (aliments, plantes, acariens et autres) et, au sens large, que la maladie est le résultat des symptômes occasionnés par cette hypersensibilité. Voilà qui est bien différent des maladies rénales, dont les symptômes découlent d'un processus qui endommage activement le corps, et dont le traitement doit non seulement éviter que d'autres dommages surviennent, mais aussi soulager les symptômes. Cela explique pourquoi il est important de traiter les symptômes dans les cas d'eczéma, puisqu'ils constituent le principal problème.

CHAPITRE 6

Les thérapies naturelles et l'eczéma

Introduction aux « méthodes alternatives douces »

L'eczéma peut résister à un traitement, même aux médicaments les plus puissants qui puissent exister en médecine traditionnelle. Bien des gens trouvent un soulagement auprès des médecines douces, lorsque les traitements traditionnels ont échoué, ou parce qu'ils préfèrent ne pas s'exposer aux médications fortes, telles que les stéroïdes, et à leurs effets secondaires. Quand vient le temps de chercher de l'aide, il existe une grande variété de thérapies prétendant pouvoir être efficaces pour soigner les cas d'eczéma. En voici la liste:

- L'acupression (y compris le shiatsu)
- L'acupuncture
- L'aromathérapie
- L'autosuggestion
- La rétroaction biologique (biofeedback)
- L'écologie clinique
- La phytothérapie (médecine par les plantes)
- L'homéopathie
- Le massage, la méditation et la visualisation
- La médecine nutritionnelle
- La réflexologie

Nous discuterons de toutes ces thérapies dans les chapitres subséquents, tout comme de l'importance de trouver et de choisir un bon praticien. Mais avant tout, il est important de comprendre les croyances qui sous-tendent chacune d'elles, car leur approche, aussi bien en ce qui concerne la compréhension que le traitement d'une maladie, est bien différente de celle de la médecine conventionnelle.

Les principes de la médecine naturelle

Les différentes techniques disponibles sont basées sur un vaste éventail de principes et d'approches, mais elles ont certaines caractéristiques communes. Par exemple:

- Elles opèrent de façon « holistique », ce qui signifie qu'elles tiennent compte de la personne dans sa « totalité »: son esprit, son corps et son âme, ainsi que de son environnement, de son mode de vie et des relations qu'elle entretient avec les autres.
- Elles préconisent qu'une bonne santé découle d'un équilibre émotionnel, mental et physique, et qu'un déséquilibre et un manque d'harmonie engendrent la maladie. Bien souvent, ces principes sont rehaussés par une philosophie orientale, qui tient compte de l'énergie ou de la force de vie (*chi* ou *qi* en Chine, et *prana* en Inde) et des forces opposées, le yin et le yang, qui s'équilibrent et qui agissent aussi bien dans le corps humain que dans tout l'univers.
- Ces techniques supposent que l'organisme a une capacité d'autoguérison et que le but d'un traitement est d'aider ces forces de guérison.

- Plusieurs perçoivent les symptômes comme la façon dont le corps lutte contre la maladie, et croient que, plutôt que de supprimer les symptômes, un traitement devrait s'attaquer à la cause première du problème.
- La nature de l'individu (ses émotions, sa personnalité, ses réactions et les événements) ont autant de valeur pour déterminer une thérapie que la maladie ou les symptômes en soi. De ce fait, deux personnes ayant le même problème ne seront pas nécessairement traitées de la même façon.

À quoi vous attendre lorsque vous rencontrez un thérapeute en médecine douce?

Les principes ci-dessous mènent à plusieurs différences par rapport à l'approche que vous auriez avec un médecin de famille. Par exemple:

- Les consultations sont beaucoup plus longues (habituellement une heure)
- Attendez-vous à ce que l'on vous pose beaucoup de questions sur vous-même, votre état émotif, votre travail, votre famille, vos relations, votre vie sociale, vos goûts en matière de nourriture et de boissons, vos habitudes de sommeil et de détente.
- La thérapie comprendra des conseils sur votre mode de vie (régime, exercice, sommeil, émotions, etc.), et tout autre traitement nécessaire, qu'il s'agisse de comprimés ou de massages.
- Le thérapeute ne se limitera pas nécessairement au problème pour lequel vous le consultez, mais englobera tout autre aspect ou système qui lui semble déséquilibré.

- Les résultats peuvent être plus longs à se manifester parce que les traitements tentent d'aller à la racine du problème plutôt que d'en soulager rapidement les symptômes.
- Ils demandent donc plus de patience, du temps et de l'effort, ainsi qu'une plus grande participation aux changements nécessaires. On s'attendra habituellement à ce que vous preniez votre santé en main et à ce que vous vous engagiez activement dans le processus de guérison.

Pourquoi les gens se tournent-ils vers la médecine naturelle?

La plupart des gens se tournent vers des thérapeutes en médecine naturelle après des années, parfois des décennies, de traitement traditionnel, sans résultats. Un sondage mené auprès de patients qui consultent un centre de santé en médecine douce révèle que la plupart d'entre eux souffrent d'affections diverses depuis longtemps (une moyenne de neuf ans). Presque tous ont d'abord consulté leur médecin de famille (et plusieurs, un spécialiste). La plupart d'entre eux ont trouvé leur médecin compréhensif et obligeant, mais la médecine traditionnelle n'arrivait pas à venir à bout de leurs problèmes. Ils avaient l'impression d'avoir reçu des traitements « satisfaisants », mais, n'obtenant pas de résultats, ils cherchaient de l'aide ailleurs. Les symptômes allergiques tels que l'eczéma, l'asthme, l'urticaire et la rhinite étaient les causes les plus courantes sous-tendant cette deuxième démarche.

Les médecines douces sont-elles efficaces?

Dans le même sondage, près des deux tiers des gens disaient avoir vu une amélioration de leur état après avoir suivi des traitements naturels, et ceux qui croyaient en ces méthodes semblaient en bénéficier davantage. (Les thérapies naturelles détiennent peut-être plus de résultats pour soigner les affections de longue durée souvent décrites comme des « maladies de la civilisation » (allergies, migraine, rhumatismes, stress, dépression) tandis que la médecine traditionnelle est excellente pour soigner les maladies graves qui menacent la vie, comme les infections, le cancer ou l'appendicite aiguë.)

Un sondage fait auprès du public dans les années 1980 montre que, même si relativement peu de gens ont essayé de suivre des traitements en médecine naturelle, la plupart de ceux qui l'ont fait ont été satisfaits, comme le démontrent les statistiques ci-dessous.

	Satisfaits (%)	**Insatisfaits (%)**
Phytothérapie	73	18
Vitaminothérapie	65	12
Ostéopathie	73	14
Massage	82	9
Homéopathie	66	16
Méditation / relaxation	83	12
Acupuncture	50	47
Chiropraxie	68	19
Guérison	68	16
Hypnothérapie	43	50
Psychothérapie	75	12

Qu'en pensent les médecins?

L'attitude des médecins face aux médecines douces varie, de quelques-uns qui dénigrent toute approche non traditionnelle, à ceux qui, en nombre toujours croissant, suivent une formation et se perfectionnent en diverses techniques telles que l'homéopathie, l'acupuncture, l'hypnose et la phytothérapie.

Entre ces deux extrêmes se situe la majorité des médecins, qui sont souvent plus ouverts aux médecines douces que leurs patients ne peuvent l'imaginer. Certains semblent être sceptiques ou perplexes face à certains résultats, mais la plupart s'y intéressent et sont, en général, prêts à reconnaître que les thérapies naturelles ne font aucun tort.

Les réserves les plus fréquentes que l'on rencontre au sujet des médecines naturelles sont:

- Un manque de recherche pour évaluer l'efficacité de nombreux traitements.
- La manière dont fonctionnent ou devraient fonctionner les traitements peut souvent être expliquée en termes scientifiques traditionnels.
- Il existe (pour l'instant) peu de contrôle sur l'exercice des diverses pratiques, donc les patients ont peu de recours s'ils sont aux prises avec des thérapeutes incompétents, qui ne respectent pas l'éthique professionnelle.
- Des maladies sérieuses peuvent être ignorées ou mal diagnostiquées.
- Certains praticiens demandent à leurs patients d'abandonner les traitements traditionnels d'un seul coup, ce qui peut parfois être dangereux pour la vie du patient.

Certaines méthodes naturelles sont difficiles à tester sous forme d'études homologuées, comme on le fait en médecine traditionnelle. Puisque les ordonnances ne suivent pas l'approche traditionnelle « un symptôme - un médicament », elles sont souvent différentes pour deux personnes souffrant d'une même affection ou des mêmes symptômes, et impliquent de nombreuses approches qu'il peut être impossible de séparer. Néanmoins, plusieurs praticiens effectuent des études formelles sur leurs thérapies, et un nombre impressionnant de preuves s'accumulent au sujet de bien des traitements.

La rivalité habituelle entre la médecine traditionnelle et les médecines douces diminue progressivement, et un nombre de plus en plus élevé de médecins traditionnels offrent eux-mêmes des traitements naturels (qu'ils préfèrent appeler « complémentaires »), ou acceptent d'adresser leurs patients à des praticiens réputés.

Une telle approche combinée est une excellente garantie pour les patients, et un signe d'espoir pour la médecine de l'avenir, qui doit s'attendre à traiter beaucoup plus de maladies dégénératives chroniques dues au vieillissement de la population.

Comment traite-t-on l'eczéma en médecine douce?

Les thérapeutes en médecine douce voient en l'eczéma, le reflet de plusieurs facteurs individuels. Par exemple, ils peuvent associer la fréquence ou la gravité des attaques d'eczéma à l'état de santé interne d'une personne, à son équilibre énergétique ou à sa stabilité sur le plan psychologique. La plupart croient qu'une exposition à un irritant ou à une substance provoquant une allergie n'est qu'une partie de l'histoire et que l'état de santé en général détermine les réactions de l'individu.

La diète, l'exercice, les excès de consommation de tabac ou d'alcool, le stress au travail et l'état de votre vie familiale: voilà des indices pour choisir selon quelle approche le problème sera traité. Pour un enfant, la tension familiale, la relation entre les parents, les succès de ses frères et sœurs, une situation familiale qui se dégrade, une vie scolaire insatisfaisante peuvent tous influencer la sensibilité de la peau.

Tout en aidant parfois à soulager directement les symptômes de l'eczéma, les traitements peuvent viser à:

- Contrecarrer le trauma psychologique
- Combattre le stress
- Encourager un mode de vie plus sain
- Stimuler l'élimination des toxines de l'organisme
- Promouvoir les mécanismes de défense afin d'avoir une peau saine
- Rétablir l'équilibre énergétique du corps
- Encourager un mode de vie harmonieux, aussi bien au travail que dans les relations interpersonnelles

Évaluer les options

Lorsqu'il est temps de choisir entre différentes formes de thérapie, traditionnelle ou naturelle, souvenez-vous que rien ne peut vous empêcher d'essayer une approche différente (surtout lorsqu'aucun autre traitement ne semble fonctionner) ou de choisir les éléments que vous aimez dans différentes thérapies. Un médecin traditionnel voudra être tenu au courant de tout traitement naturel suivi afin de s'assurer qu'il n'interfère pas avec les médicaments qu'il vous a prescrits. De la même façon, un homéopathe adoptera aussi une approche différente avec quelqu'un qui a déjà utilisé des crèmes stéroïdes pour soigner son eczéma. Il est donc important d'expliquer au praticien que vous consultez tout ce que vous avez déjà essayé comme traitement.

Dans les chapitres suivants, nous discuterons des approches des différentes thérapies en médecine douce, en mettant l'accent sur le fait qu'elles peuvent aider à soulager les symptômes de l'eczéma et diminuer la fréquence et la gravité des attaques.

Pour savoir comment trouver et choisir un thérapeute en médecine naturelle, consultez le chapitre 10.

CHAPITRE 7

Soigner votre esprit et votre état émotif

Thérapies pour améliorer votre façon de penser et l'état dans lequel vous vous sentez

L'eczéma, comme toutes les maladies de la peau, n'affecte pas seulement la peau. À la différence d'une maladie rénale, par exemple, où celui qui souffre peut en général choisir d'en parler à qui il veut et quand il le veut, la peau est en quelque sorte une propriété publique. Elle est aussi en rapport étroit avec nous-mêmes, cruciale pour capter diverses sensations, et vitale pour le bon fonctionnement de notre équilibre émotif. Nous avons besoin de nous sentir bien dans cette enveloppe et réceptifs aux étreintes à travers elle.

Comme nous l'avons souligné dans le premier chapitre, l'eczéma peut avoir de sérieuses répercussions sur la confiance en soi de l'individu, son travail, ses activités, sa vie sociale et ses relations interpersonnelles. Des régimes alimentaires stricts et des traitements difficiles à suivre peuvent exercer une pression supplémentaire sur les patients, qui risquent de se sentir coupables d'un certain avilissement, surtout si l'affection est récurrente. Pas étonnant que, par moments, ils se sentent de mauvaise humeur, misérables ou désespérés! Presque toutes les formes de thérapie reconnaissent qu'une tension émotionnelle peut aggraver les symptômes de l'eczéma. De fait, ceux qui en souffrent se trouvent souvent pris dans un cercle vicieux de problèmes de peau et de problèmes émotionnels.

Cela ne signifie aucunement que « l'eczéma n'est que dans la tête », ou que les symptômes ne sont pas réels. Plus la science médicale étudie les liens entre l'esprit et le corps, plus il devient évident que les deux sont liés de façon inextricable, et que l'état de l'esprit a une profonde incidence sur presque toutes les maladies. La plupart des anciennes civilisations considéraient l'esprit, l'âme et le corps comme un tout. Ce n'est que récemment que les cultures occidentales les ont considérés séparément.

La personnalité et la maladie

Les médecins reconnaissent que les gens agressifs, ambitieux ou qui veulent diriger, que l'on appelle « personnalités de type A », des « carriéristes » typiques, sont plus sujets aux problèmes coronariens que ceux du « type B », qui restent dans l'ombre. Ce fait bien connu, intéressant à observer, peut être en partie expliqué par des réponses biologiques au stress. Les individus de « type A » peuvent apprendre à avoir une attitude qui se rapproche davantage du type B, et dès lors réduire le risque de crises cardiaques.

Cependant, d'autres liens avec la personnalité sont fortement contestés, comme la prédisposition au cancer, ciblant les individus énormément préoccupés par les besoins des autres alors qu'ils répriment leurs propres désirs, colère ou rancœur. De la même façon, une théorie veut que les individus souffrant d'eczéma soient des anxieux qui se culpabilisent, répriment leurs émotions et sont hypersensibles du point de vue émotionnel, comme l'est leur peau.

Mais cela correspond nettement à l'approche du psychologue Carl Jung. Selon lui, la maladie a une signification symbolique. Quelqu'un souffrant de nausées inexplicables peut en avoir « assez de tout », ou s'il a des douleurs aux épaules, crouler sous un fardeau trop lourd à porter pour lui. Se pourrait-il que quelqu'un, affecté d'une maladie de la peau, soit exaspéré par les circonstances de la vie, ou que la peau lui démange parce qu'il veut fuir une situation quelconque?

D'un autre côté, il pourrait s'agir de balivernes. Les êtres humains pourraient avoir ce besoin étrange d'attribuer une maladie inexplicable, scientifiquement parlant, à des facteurs psychologiques. Autrefois, les individus qui souffraient de tuberculose étaient considérés comme ayant une personnalité particulièrement sensible sur le plan émotif, jusqu'à ce que l'on découvre le bacille tuberculeux Mycobacterium tuberculosis. Si ceux qui souffrent d'eczéma sont hypersensibles au stress, il pourrait très bien s'agir d'une conséquence de leur maladie plutôt que d'une cause, ou ce pourrait être parce que les enfants qui sont affligés d'eczéma ont tendance à être intelligents, ce qui va souvent de pair avec la « sensibilité ».

Il se pourrait que les liens entre l'individu et la maladie soient « purement mécaniques ». Ceux qui répriment leurs sentiments au sujet de la maladie sont moins portés à se préoccuper de leur peau, alors que ceux qui y sont hypersensibles peuvent sans arrêt s'enduire de crèmes.

Une explication plausible a peut-être moins d'importance que les résultats: certains cas étudiés ont démontré qu'au moins le tiers des patients souffrant de problèmes de peau sont dans un état de détresse psychologique, et que les préoccupations de l'esprit affectent indiscutablement l'état de l'organisme (et vice versa).

La psychologie du corps

Essayez d'imaginer de quelle façon vous réagiriez si une explosion soudaine se produisait non loin de vous, sans pour autant vous blesser. Il y a des risques que votre cœur se mette à battre la chamade, que vous deveniez blanc comme neige, que vous trembliez ou même que vous vous évanouissiez.

Au cours de millions d'années d'évolution, le corps humain s'est adapté pour réagir physiquement au stress, la réaction classique « lutter ou fuir pour survivre », et ce depuis les temps préhistoriques, lorsque prendre le temps de réfléchir signifiait « risquer d'être dévoré ». Le problème, c'est que notre corps continue à réagir de cette façon, bien qu'il n'y ait plus de bêtes sauvages dans les bureaux, dans les métros bondés, et qu'elles ne surgissent pas au cœur de réunions stressantes ou chez les familles désunies.

L'évidence de l'influence de l'esprit sur le corps

- Penser à sucer un citron suffit pour stimuler la production de salive

- La pression artérielle de nombre d'individus augmente lorsqu'ils sont auscultés par un médecin, plutôt que par quelqu'un d'autre, une infirmière par exemple (« hypertension à la blouse blanche »)
- Un sportif peut ne pas remarquer qu'il a été gravement blessé avant le dernier coup de sifflet, alors qu'il ne se concentre plus sur la partie
- Des individus, croyant avoir consommé de l'alcool, se comportent comme s'ils étaient saouls alors qu'on leur a servi une boisson non alcoolisée
- Les émotions affectent le système immunitaire
- Parmi les patients qui souffrent d'un cancer du sein, ceux qui réagissent avec un esprit combatif s'en sortent mieux que ceux qui subissent passivement leur sort
- Des individus arrivent à retarder l'heure de leur dernier souffle parce qu'ils désirent assister à certaines fêtes ou à certains événements importants à leurs yeux
- La croyance du patient dans l'efficacité d'un traitement influence les résultats obtenus.

L'effet placebo

L'effet placebo est ce qui se produit lorsqu'un individu croit qu'un comprimé chimiquement inerte contient un médicament actif, et qu'il réagit comme s'il avait pris ce médicament. Bien que pernicieux (surtout lorsqu'utilisé avec mépris pour expliquer les résultats obtenus par les thérapies naturelles), il s'agit néanmoins d'un outil médical exceptionnellement puissant, mais trop peu exploité.

Une étude a démontré, par exemple, qu'une dose de morphine était efficace pour soulager la douleur chez environ 70 pour cent des sujets testés. Après avoir pris un placebo qu'ils croyaient être de la morphine, 35 pour cent d'entre eux ont ressenti un effet de soulagement. Cela signifie que plus de la moitié des effets liés à l'absorption de morphine, l'un des médicaments les plus puissants en médecine traditionnelle, pourraient être attribués à la suggestion. Un grand professeur de médecine se rendit célèbre en disant que nous ne devrions pas sous-estimer l'effet placebo du médicament « docteur » : la confiance avec laquelle un médecin manipule un médicament influe sur son efficacité (d'où l'importance des bonnes relations avec le patient). De la même façon, si vous entreprenez de nouveaux traitements, un changement de style de vie ou de nouvelles techniques pour gérer le stress avec une attitude positive, vous êtes susceptibles d'obtenir de meilleurs résultats. À l'inverse, un esprit négatif nuit aux résultats escomptés.

Personne ne souhaite être malade!

Si l'état d'esprit peut aider à guérir, il peut aussi provoquer l'effet inverse. Certains individus ne veulent pas croire que le stress soit un des facteurs de leur maladie; des études ont démontré qu'ils ont souvent des raisons (la plupart du temps inconscientes) pour se cramponner à leur problème, malgré les inconvénients qui l'accompagnent. Ils en tirent certains bénéfices précis, ou « gains secondaires », comme attirer l'attention de leur épouse, la sympathie de leurs amis, ou leur permettre de se dispenser de certaines activités. D'autres peuvent ressentir des émotions sous-jacentes si douloureuses qu'ils ne peuvent se décider à les confronter. Par exemple, quelqu'un aux prises avec un mariage raté ou qui tourne mal peut ne pas vouloir faire face à la possibilité d'une séparation.

L'eczéma peut aussi prendre une importance écrasante dans la vie de quelqu'un. Le patient souffre de démangeaisons et la peau n'est pas belle à voir; de ce fait, l'eczéma affecte chacun des aspects de la vie quotidienne, devenant ainsi difficile à oublier. Pour en trouver la cause, des mois d'enquête peuvent être nécessaires, suivis de modifications majeures d'habitudes bien ancrées. Certains patients ne peuvent s'empêcher d'expliquer, à qui veut bien l'entendre, pourquoi leur travail est limité, pourquoi ils ne peuvent pas s'occuper du chien du voisin, aider aux tâches domestiques ou profiter des délices d'un buffet lors d'une soirée. Quelques-uns sont si obsédés par leur état qu'ils en deviennent profondément ennuyeux.

L'expectative des manifestations de la maladie a des répercussions sur celle-ci et sur son traitement. Certains types d'eczéma (en particulier ceux causés par des allergies alimentaires) peuvent devenir des « réponses apprises »; l'individu crée en quelque sorte les symptômes qui, selon lui, résulteront d'une circonstance particulière. L'eczéma ne devrait pas en venir à dominer votre vie, ni celle des autres autour de vous. S'il vous semble que c'est ce qui se produit, allez chercher de l'aide!

Faites en sorte que le stress vous soit bénéfique

Le stress nous rend tendus et irritables. Avec le temps, il peut faire monter la pression artérielle et augmenter notre susceptibilité à tomber malade. Réduire le niveau de stress aide beaucoup de gens à éviter les poussées actives d'eczéma. Dans l'embryon, le cerveau et la peau se développent à partir des mêmes cellules. Le système nerveux autonome, une partie du corps impliquée dans le stress, ne peut se contrôler de façon consciente. Il régule aussi les rougeurs soudaines de la peau, la sueur et l'érection des poils. Il se peut que, dans des situations de stress, une stimulation excessive et prolongée de ce système puisse provoquer diverses maladies de la peau et déclencher les symptômes y afférents, en particulier les démangeaisons.

Le stress n'est pas toujours mauvais. Il est une forme d'activation et, sans activation, il n'y a aucune stimulation pour entreprendre quoi que ce soit. Nous sommes moins stressés lorsque nous dormons (sauf pendant les cauchemars) ou lorsque nous sommes dans un état comateux. Il existe un niveau optimum d'activation (ou seuil optimum de stress). En l'atteignant, notre performance s'accentue. Au-delà de ce seuil, le stress est si grand qu'au lieu de devenir alerte et attentif, nous tombons dans l'autre extrême et devenons anxieux; notre performance en est alors réduite. Si nous dépassons régulièrement le seuil optimum de stress, nous courons un grand risque de développer une maladie qui lui soit reliée. Il faut donc être vigilant quand approche le seuil critique, et apprendre à se maintenir du bon côté de la courbe.

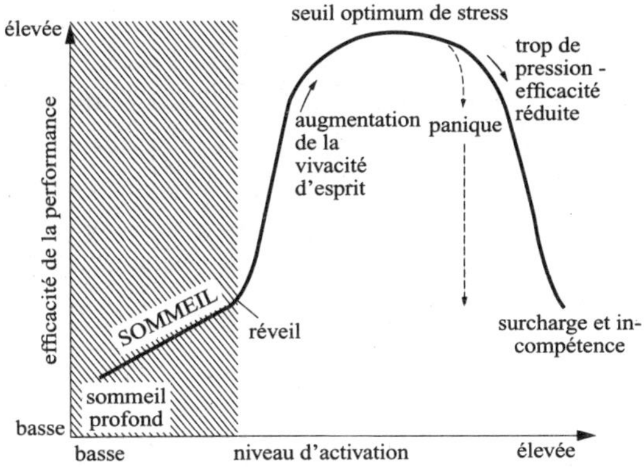

Figure 3 Le bon stress et le mauvais stress

Des cas parmi tant d'autres

Enfant, *Jeanne* souffrait d'un grave eczéma, qui s'est estompé à l'âge de dix ans, mais réapparaît brusquement de temps en temps, sous forme de petites plaques. À 28 ans, elle se vit offrir une promotion en tant qu'acheteur en chef de la chaîne de boutiques de mode pour laquelle elle travaillait. Elle devait, pour cela, déménager à 200 kilomètres de chez elle, mais elle croyait vraiment vouloir ce poste. Son eczéma a refait surface de plus belle, et elle s'est mise à avoir la hantise d'aller au travail parce que ses mains étaient horribles à voir. Elle était très déprimée et souffrait d'insomnie, si bien que son médecin traitant l'envoya consulter un psychologue. Elle s'est alors rendu compte qu'elle ne souhaitait pas déménager. Elle laissa tomber sa nouvelle promotion, et son eczéma disparut de nouveau.

Henri, célibataire de 40 ans, vit encore chez sa mère. Il a souffert d'eczéma toute sa vie. Lorsque sa mère dut être hospitalisée pendant un long séjour, l'eczéma d'Henri s'est estompé. Le spécialiste qui le suivait lui suggéra qu'il n'aimait peut-être pas vivre avec sa mère, mais Henri refusa obstinément d'envisager la possibilité de se trouver lui-même un autre logement. Lorsque sa mère revint, l'eczéma réapparut.

Martine a 12 ans et souffre d'eczéma depuis qu'elle est toute petite. Cela avait commencé à la naissance de son petit frère, et les crises s'aggravaient lorsqu'il y avait une certaine tension au sein de la famille. Ses parents se culpabilisaient, lui portaient énormément d'attention et lui offraient des cadeaux lorsque son état s'aggravait. Le dernier dermatologue avait recommandé un programme suivi de soins de la peau et un nouveau type de crème qui semblait faire effet, mais Martine continuait à jouer avec la gerbille de son frère, sachant pertinemment que, chaque fois, une inflammation de la peau survenait brusquement.

Votre eczéma est-il lié à votre état émotionnel ?

Plus vous obtenez de réponses positives aux questions ci-dessous, plus il semble que votre eczéma soit relié à certains facteurs psychologiques.

- Savez-vous que le stress aggrave les symptômes de l'eczéma?
- En général, êtes-vous anxieux ou soucieux face aux événements de chaque jour?

- Êtes-vous facilement bouleversé, tout en préférant le cacher?
- En général, réagissez-vous au stress par des symptômes physiques, comme des rougeurs soudaines, l'augmentation du rythme cardiaque, une respiration accélérée, une sensation de malaise ou des gargouillis dans l'estomac?
- Parlez-vous régulièrement de votre eczéma à des personnes autres que les membres de votre famille ou vos amis?
- Avez-vous parfois l'impression que vous avez des réactions excessives face aux symptômes?
- Si l'état de votre peau s'améliore, êtes-vous le dernier à le remarquer?
- Faites-vous certaines choses qui, vous le savez, aggrave l'état de votre peau, comme manipuler des irritants, consommer des aliments auxquels vous êtes allergiques, vous gratter ou prendre des bains très chauds?
- Oubliez-vous souvent de prendre les traitements prescrits, ou d'en suivre correctement les instructions?
- Blâmez-vous les autres de provoquer chez vous des rougeurs soudaines?
- Si on vous conseille de suivre un nouveau traitement, partez-vous du principe que ça ne fonctionnera pas?

Pour un enfant

- L'eczéma de l'enfant s'aggrave-t-il lorsque vous êtes tendu, ou après des querelles familiales?
- Y a-t-il apparition d'eczéma ou d'inflammation lors d'événements critiques comme l'arrivée

d'un nouveau membre dans la famille, un changement d'école ou une période d'examens?
- Vous sentez-vous particulièrement coupable, tendu ou malheureux face à l'état de la peau de votre enfant?
- Faites-vous un tas d'histoires au sujet de la peau de votre enfant, essayez-vous de la camoufler ou parlez-vous de son problème avec d'autres devant l'enfant?
- Pensez-vous à votre enfant comme s'il était « sensible » ou délicat, ou en parlez-vous à d'autres de cette façon?

Comment vous aider vous-même

Apprendre à vous détendre peut se faire de multiples manières. Vous pouvez, par exemple, vous tremper dans un bain chaud ou encore prendre 30 secondes pour respirer profondément au milieu d'une matinée stressante. Cette pratique devrait être efficace si vous la faites régulièrement, consciencieusement, sans vous sentir coupable. Cela demande de l'entraînement: vous ne pourrez donc pas immédiatement maîtriser des situations de haut niveau de stress avec un calme absolu. Vous aurez besoin d'étayer votre résistance au stress petit à petit.

Notre état psychologique est affecté par presque tous les aspects de notre vie: notre régime alimentaire, la quantité d'exercices que nous pratiquons, l'air que nous respirons, ce que nous faisons et avec qui nous vivons, l'endroit où nous vivons, notre style de vie, nos aspirations. Un des plus grands secrets pour rester en bonne santé et être heureux est d'avoir un objectif dans la vie, un but autre que notre petite personne. Voilà un des grands bénéfices qu'apporte la religion. Néanmoins, vous n'avez pas à pratiquer une religion pour vous impliquer dans quelque chose. Une bonne santé signifie de traiter son corps avec respect, de nourrir l'esprit autant que l'estomac, de développer ses intérêts et de garder des moments de recul à l'avenant.

Voici quelques conseils généraux:

- Sortez le plus souvent possible. Les individus qui travaillent à l'intérieur et sont exposés à un éclairage artificiel sont privés de la lumière du jour, ce qui peut mener à la dépression; la peau a besoin d'air frais tout autant que les poumons
- Portez des vêtements en fibres naturelles qui permettent à la peau de respirer
- Faites régulièrement de l'exercice
- Adoptez, en marchant, une posture droite, aérienne; c'est important pour l'état d'esprit. Se tenir les épaules voûtées, ou s'écraser en position assise incite à la lenteur du corps et de l'esprit
- Ayez un régime alimentaire sain, évitez les additifs et les polluants lorsque c'est possible
- Prenez suffisamment de sommeil et de repos
- Essayez de garder des relations harmonieuses avec ceux qui vivent près de vous
- Cultivez un but dans votre vie. Qu'il s'agisse du travail, d'un passe-temps, d'une forme d'art, de la religion, peu importe (sauf d'être trop axé sur vos enfants... un jour, ils auront à vivre par eux-mêmes)
- Développez une vie sociale profondément satisfaisante

- Impliquez-vous dans les activités du voisinage, de telle sorte que vous vous sentiez intégré à votre communauté et valorisé par les autres
- Restez en contact avec la nature
- Essayez de garder un niveau sain de réalisme dans votre vie. N'expérimentez pas tous les articles d'occasion que vous voyez à la télévision. Si vous vous sentez déprimé, évitez de lire les journaux et d'écouter les nouvelles télévisées (qui sont en général déprimantes) pendant un mois; cela peut avoir un remarquable effet pour améliorer votre vie
- Prenez quelques moments de liberté, débranchez le téléphone lorsque vous ne voulez pas être dérangé, apprenez à dire non aux demandes des autres (un stage de mise en confiance, ou valorisation des convictions personnelles, peut vous aider, si vous trouvez ça difficile).

Il existe de nombreuses techniques anti-stress que vous pouvez pratiquer chez vous:

La relaxation musculaire progressive

Les gens gardent souvent leur corps dans un état de tension perpétuelle, surtout au niveau des épaules, des muscles du cou et des mâchoires. L'exercice suivant aide à les détendre. Il s'agit de tendre, puis de détendre tour à tour les groupes musculaires, en travaillant le corps des orteils à la tête. Couchez-vous confortablement sur le dos dans une pièce calme où vous ne serez pas dérangé. Crispez les orteils d'un pied, puis relâchez-les. Tendez tour à tour, puis relâchez les muscles de la cheville, du mollet, du genou, de la cuisse, de la hanche. Répétez avec l'autre jambe. Détendez peu à peu le reste du corps en utilisant la même méthode, incluant les muscles du crâne, ceux situés autour des yeux et autour des mâchoires.

Si vous sentez une quelconque partie de votre corps se raidir de nouveau, crispez les muscles et relaxez une fois de plus. Essayez de rester dans cet état de relaxation pendant au moins dix minutes. Faites cet exercice tous les jours si le temps vous le permet. Vous pouvez, en parallèle, pratiquer la visualisation (représentation mentale du comportement) ou la méditation.

L'affirmation positive – l'autosuggestion

Il s'agit de messages positifs répétés que vous vous dites intérieurement ou que vous répétez tout haut. La phrase classique est: « Chaque jour, à tous les points de vue, je vais de mieux en mieux », mais vous pouvez en inventer une autre. Répétez ces messages au moins 25 fois, surtout le matin quand vous vous réveillez et le soir, avant de vous endormir, lorsque le subconscient est plus réceptif. Ils encouragent un regard positif sur soi-même et, ce qui est peut-être plus important, font taire pour un moment ce refrain harcelant et critique que beaucoup ont en tête toute la journée. L'affirmation positive n'est qu'un terme moderne signifiant l'autosuggestion, une forme d'auto-hypnose qui devrait réduire le stress, soulager les symptômes et aider à éliminer les démangeaisons.

- Que vos messages soient courts et, si possible, rythmés

- Évitez les mots à connotation négative (le subconscient ne les enregistre pas, et vous pouvez alors obtenir l'effet inverse de celui attendu): « Je veux des poumons propres et sains » au lieu de: « Je ne veux pas de cigarette »
- Restez dans le temps présent (même si votre objectif n'est pas encore atteint): « Je vais mieux », non pas « J'irai mieux »
- Réfléchissez sur vous-même: ça ne sert à rien de souhaiter que quelqu'un d'autre, ou que l'univers tout entier, change
- Utilisez la visualisation pour augmenter les effets bénéfiques de l'affirmation positive.

La visualisation (représentation mentale du comportement)

L'imagination a un effet puissant sur le corps, et imaginer votre corps luttant avec succès contre la maladie peut aider à la guérison. Les premières allégations concernant la visualisation, qui soutenaient qu'elle permettait des résultats spectaculaires dans le cas de maladies telles que le cancer, n'ont pu être vérifiées. Néanmoins, la visualisation peut avoir de grands bénéfices psychologiques; elle permet de réduire le stress, et d'envisager les événements futurs ou les buts à atteindre de façon positive, par exemple « se voir » peser cinq kilos de moins.

Suivez les directives expliquées plus haut afin de parvenir à une relaxation musculaire progressive, puis imaginez un paysage magnifique. Il peut s'agir d'un endroit de villégiature que vous adorez ou d'un endroit totalement imaginaire. Ce lieu vous plaît; aucune tension n'y existe et personne ne vous ennuie. Regardez avec votre esprit, observez chaque détail, essayez de vous représenter les odeurs, les sons, le contact de l'herbe verte sous vos pieds nus. Essayez de ressentir certains facteurs d'auto-guérison: vous pouvez imaginer la chaleur du soleil caressant votre peau, ou voir des plaques rouges dériver au loin, au fur et à mesure que vous vous débarrassez de vos problèmes. En vous exerçant, vous deviendrez expert dans ce domaine, et vous pourrez utiliser de telles visualisations presque n'importe où, lorsque vous aurez besoin d'une aide rapide et urgente. Par exemple, si vous avez soudain envie de vous gratter, vous pouvez essayer d'imaginer la démangeaison comme un horrible petit lutin qui danse sur votre peau, puis le chasser et le voir s'enfuir à l'autre bout de la pièce.

La méditation

La méditation libère l'esprit de tous les tracas et de toutes les toxines qui s'y accumulent jour après jour. Elle ne nécessite pas une adhésion à quelque mysticisme oriental, peut facilement se pratiquer chez soi, et ne demande que 10 à 20 minutes, une ou deux fois par jour. Comme le soulignait une mère harassée: « Si j'avais deux fois par jour 20 minutes à moi pour méditer, je ne serais pas aussi stressée! »

La méditation a été utilisée dans certains hôpitaux pour aider les patients à diminuer leur pression artérielle sans médicaments. Elle produit des changements quantifiables au niveau des ondes cérébrales, de la tension musculaire et des systèmes circulatoire et respiratoire. Plusieurs personnes affectées d'un eczéma relié au stress trouvent, dans la méditation, une aide inestimable.

Choisissez une pièce calme, asseyez-vous confortablement sans croiser les jambes, posez vos mains sur vos genoux, fermez les yeux ou gardez-les ouverts, au choix, et respirez si possible par le nez. Il s'agit de libérer votre esprit de toutes les pensées qui y affluent. La façon la plus facile d'y parvenir est de penser à autre chose. Voici quelques suggestions, qui peuvent être combinées:

- Un mantra: n'importe quel mot court répété sans arrêt. Il peut s'agir d'un son sans signification, comme « aum », d'un mot qui n'entraîne aucune stimulation, comme « la », ou d'un mot qui évoque le calme, comme « paix ».
- Se concentrer sur sa respiration: sans faire aucun effort pour en changer le rythme ni l'intensité, imaginez l'air voyageant de votre nez aux poumons, puis remontant à votre nez. Après un certain temps, respirez avec le diaphragme en gonflant l'abdomen plutôt que le thorax, et expirez profondément, aussi longtemps que vous inspirez.
- Se concentrer sur un objet, qu'il soit réel (par exemple une bougie) ou imaginaire (un grand cercle rouge). Observez-le de tous côtés, à l'extérieur, à l'intérieur; suivez-en les contours, imaginez sa consistance et son odeur, concentrez-vous sur lui et sur rien d'autre.

Ne soyez pas déçu si certaines pensées affluent (beaucoup de personnes sont étonnées du temps très court pendant lequel elles peuvent chasser toute préoccupation de leur esprit. Cela vient avec de l'exercice). Chassez ces pensées de nouveau et continuez. Il se peut qu'une musique douce, sans paroles, ou qu'une odeur aromatique flottant dans la pièce vous aide à parvenir au calme.

CHERCHER DE L'AIDE

Le massage – Le massage est délicieusement sensuel et relaxant, qu'il soit pratiqué chez vous, avec un partenaire, pour éliminer le stress et la tension, ou professionnellement, peut-être en combinaison avec d'autres traitements comme l'aromathérapie.

L'aromathérapie – L'aromathérapie se sert d'huiles essentielles de plantes aromatiques, en général diluées dans une huile de base comme de l'huile d'amande douce, de jojoba ou encore de l'huile d'olive extra vierge (laquelle, utilisée seule, adoucit l'inflammation de la peau), pour pratiquer des massages ou comme composant de traitements en esthétique. Ces huiles sont offertes dans plusieurs salons d'esthétique, centres de médecine douce, boutiques d'aliments naturels, pharmacies... Les praticiens affirment qu'elles aident à garder santé, énergie et vitalité, et encouragent l'organisme à se guérir lui-même d'affections bénignes.

Les huiles essentielles favorisent la relaxation et le contrôle du stress, lequel peut aggraver les réactions eczémateuses. En plus, soulignent les praticiens, la peau peut répondre directement aux huiles essentielles selon leurs propriétés:

- L'essence de camomille: anti-inflammatoire et sédative, aide à soigner l'eczéma déclenché par l'anxiété, ou à soulager de démangeaisons qui surviennent pendant le sommeil.

- L'essence de lavande: adoucit la peau douloureuse, calme la tension nerveuse.
- L'essence de bois de cèdre: aide à la fois la peau et l'appareil respiratoire.
- L'essence de baies de genièvre: aide la peau à guérir.

Notez qu'une femme enceinte ne devrait jamais utiliser les essences de bois de cèdre et de baies de genièvre.

- Les essences de patchouli et de calendula: aident à soulager la peau sèche ou craquelée.
- Les essences de bois de santal, d'hysope, de géranium et de fenouil: favorisent la guérison de la peau.

Une consultation auprès d'un praticien vous aidera à choisir les huiles essentielles que vous aimeriez utiliser chez vous. Ce sont des produits relativement coûteux, et certaines personnes y sont allergiques. N'utilisez jamais l'aromathérapie pour soigner un bébé ou un jeune enfant sans les conseils d'un expert, et soyez très prudente si vous êtes enceinte. Les huiles essentielles sont puissantes et certaines peuvent être toxiques lorsqu'elles sont mal utilisées. Elles devraient toujours être diluées selon les directives, et ne jamais être ingérées, sauf si cela est conseillé par un aromathérapeute qualifié.

Les remèdes à base de fleurs – Le docteur Edward Bach, un médecin homéopathe, fut le premier à étudier les essences de fleurs pour soigner le stress et l'instabilité émotionnelle. Il les prépara tout d'abord de façon homéopathique (voir p. 168-169), puis, plus tard, fit tremper les pétales, à la lumière du soleil, ou les fit bouillir afin de saturer la solution de l'énergie médicinale contenue dans les fleurs.

Plusieurs praticiens en médecine douce, surtout les herborisateurs, les aromathérapeutes, et les thérapeutes qui travaillent dans des cliniques de santé et d'esthétique, incorporent les remèdes à base de fleurs à leurs pratiques; ces produits peuvent aussi être achetés dans plusieurs boutiques d'aliments et de produits naturels (ils doivent être dilués avant d'être utilisés).

Tout comme les remèdes homéopathiques, les remèdes à base de fleurs sont prescrits selon le patient. Certains sont utilisés couramment pour soigner les problèmes de la peau:

- La pomme sauvage: surtout pour ceux qui se sentent embarrassés à cause de leur peau, ou qui se sentent très laids
- La clématite et le mimule: pour une peau hypersensible
- L'impatience: pour soulager l'irritabilité causée par les démangeaisons, ou l'embarras
- Crème « remède de secours » — à appliquer sur les régions affectées.

Le yoga – Le yoga se base sur une ancienne philosophie indienne qui visualise l'énergie du corps comme si elle était concentrée en chakras (voir p. 141-143), des cercles invisibles de différentes couleurs et de différentes intensités allant du bas de la colonne vertébrale au sommet de la tête, qui permettent à l'équilibre énergétique d'être restauré et à l'énergie de circuler (grâce à différentes postures, techniques de respiration, méditation et régime alimentaire). Il a été prouvé que le yoga diminue la pression artérielle et permet de contrôler l'asthme et le stress. Il existe des manuels pour apprendre seul, mais il est préférable d'assister à des classes de yoga avant de le pratiquer à la maison. C'est une façon excellente et douce de se détendre et de tonifier de nouveau l'organisme. Le yoga peut aider à soigner l'eczéma relié au stress.

L'autorelaxation concentrative – Il s'agit d'une forme d'autosuggestion enseignée habituellement en groupe, qui consiste en une série de phrases et d'exercices permettant de produire des sensations physiques spécifiques. Cette technique peut être utilisée pour la relaxation, pour favoriser un bon état de santé ou pour traiter différents maux comme les migraines, l'anxiété ou l'hypertension.

La rétroaction biologique (biofeedback) – Les appareils de rétroaction biologique mesurent les changements qui surviennent dans la pression artérielle, la température de la peau, la tension musculaire, etc. Ils permettent de démontrer qu'effectivement, la relaxation, la méditation et le yoga aident à réduire la tension artérielle, et ils sont utilisés dans les tests de polygraphie (basés sur les changements survenus au niveau de la peau dans des situations de stress). Ils permettent d'entraîner les patients à modifier certaines fonctions qui ne semblent pas être sous contrôle conscient, comme réduire l'anxiété et la pression artérielle, améliorer une mauvaise circulation sanguine, soulager la migraine, l'asthme et les tics nerveux, soigner les toxicomanies et interrompre les crises d'angoisse.

Les outils vont de simples instruments de mesure comprenant une échelle à interpréter, aux versions plus modernes utilisant les techniques des jeux vidéo.

La thérapie par la couleur – Il s'agit d'une thérapie relativement nouvelle (même si plusieurs de ceux qui l'exercent affirment qu'elle était déjà utilisée aux temps anciens de l'Égypte pharaonique). Il ne faut pas avoir beaucoup d'imagination pour se rendre compte qu'une personne souffrant de stress se sentira mieux dans une pièce peinte dans de doux tons de bleu plutôt que d'être entourée de murs d'un rouge violent ou couverts de rayures mauves. Les couleurs ont, en fait, des applications beaucoup plus subtiles et sont utilisées en psychologie sociale. Par exemple:

- Les bleus et les verts ont un effet calmant, ce qui peut aider les patients dans les salles d'attente et les hôpitaux
- Certains tons de rose diminuent l'agitation et l'agressivité; lorsqu'ils sont utilisés dans les cellules des prisons, ils peuvent aider à calmer des criminels violents
- Les rouges et les orange vifs, dans les restaurants, incitent les clients à manger plus rapidement
- Des couleurs rouge sombre laissent planer un sentiment de sécurité, comme dans l'utérus, ce qui peut être efficace pour soigner les malades mentaux.

L'hypnothérapie – L'hypnose est un état altéré de la conscience pendant lequel l'esprit devient plus réceptif à des suggestions venant d'un agent extérieur.

Cette technique a gagné mauvaise réputation à travers les spectacles sur scène, et effraie beaucoup de gens. Pourtant, elle est aujourd'hui pratiquée de plus en plus par des médecins et des psychologues, et est largement utilisée lors des accouchements et pour les soins dentaires.

L'hypnose peut être extrêmement efficace pour soigner les maladies reliées au stress et les maladies de la peau, faisant disparaître les verrues, soulageant de l'urticaire et des allergies de contact. Lors d'expériences, des patients sous hypnose peuvent réagir à un produit inactif qu'ils croient être irritant ou allergène. Inversement, ils peuvent ne pas être affectés du tout par des irritants réels si on leur suggère que ces derniers ne sont pas toxiques.

Les praticiens hypnothérapeutes affirment qu'ils peuvent soigner la plupart des patients souffrant d'un eczéma relié au stress (en admettant qu'ils soient réceptifs à l'hypnose) en deux ou trois séances. Beaucoup d'entre eux enseignent aux patients des techniques d'auto-hypnose à pratiquer entre les séances ou après le traitement. Se livrer à une séance d'hypnose ne devrait pas effrayer puisqu'il s'agit d'une forme de profonde relaxation, comme la méditation, ou comme « se parler à soi-même de l'intérieur ». Assurez-vous de choisir un praticien de bonne réputation.

Les traitements psychologiques – Certaines formes de thérapie psychologique peuvent être efficaces lorsque l'eczéma est causé par de forts éléments émotifs, surtout chez les adultes qui souffrent de problèmes de peau depuis l'enfance, et qui se sentent malheureux.

Il existe une variété ahurissante de psychothérapies. Le meilleur moyen d'en choisir une est par recommandation personnelle. Sinon, prenez le temps de vous renseigner sur les diverses approches afin de pouvoir évaluer laquelle vous aiderait. Faites attention, cependant, de ne pas tomber dans un piège: il existe toujours un risque de devenir trop dépendant du thérapeute et de la thérapie elle-même. Il est important de ne pas laisser la thérapie devenir une force dominante dans votre vie, sans pour autant qu'elle ne produise de changements significatifs en dehors du cabinet de consultation. De nos jours, un mouvement de plus en plus fort d'« antithérapie » se dessine, surtout aux États-Unis, qui soutient que la psychothérapie ne donne aucun résultat et peut être nuisible.

La plupart des thérapies privées coûtent cher, surtout lorsqu'il s'agit de psycho-analyses, puisqu'elles nécessitent plusieurs séances par semaine pendant des mois et des années, et demandent une forte participation. D'autres thérapies ont été développées récemment afin d'obtenir des résultats plus rapides, et plusieurs établissements d'enseignement supérieur et d'institutions privées distribuent des cours et des ateliers pour en enseigner les techniques à ceux qui le souhaitent.

CHAPITRE 8

Nutrition et diète alimentaire

De quelle façon ce que vous mangez peut aider à soigner votre peau

Plusieurs cas d'eczéma constitutionnel, dit atopique, peuvent être causés par une sensibilité à des aliments spécifiques. Les gens qui souffrent de malnutrition ou de certaines carences vitaminiques sont sujets aux maladies de la peau. Il est donc évident qu'un bon régime alimentaire peut renforcer la peau et réduire la sensibilité en général, donc aider à soigner les réactions de contact aussi bien que les allergies alimentaires.

Quelques conseils alimentaires pour aider la peau

- Manger moins de graisses animales
- Manger plus de fruits et de légumes frais
- Éviter les aliments transformés et les repas-minute
- Diminuer la consommation de sucre et d'alcool
- Augmenter la consommation d'huiles végétales et de poissons gras
- Prendre régulièrement des suppléments
  - d'huile d'onagre (voir p.162)
  - d'huiles de poisson

- de vitamines A, B et E
- de zinc, de sélénium et de magnésium.

On dit souvent que les gens qui ont un régime alimentaire typiquement « américain » mangent trop, mais sont sous-alimentés. Ils absorbent trop de mauvaises sortes de nourriture, comme les graisses animales, le sel, le sucre, les nourritures transformées, les repas-minute et les aliments peu nutritifs. Ces aliments contiennent des pesticides, des conservateurs et des additifs colorants, lesquels sont de plus en plus reconnus comme étant potentiellement nuisibles. Ils ne mangent pas suffisamment de fruits, de légumes et d'aliments avec fibres. C'est peut-être parce que l'équilibre de notre régime alimentaire est si peu naturel que les individus sont de plus en plus sujets à des maladies et à des allergies reliées à la nourriture.

Les produits laitiers

Plusieurs praticiens, que ce soit en médecine douce ou, de plus en plus, en médecine traditionnelle, croient que les allergies à certains aliments ont une part de responsabilité dans le développement de l'eczéma atopique. Parmi les principaux allergènes, nous retrouvons les œufs et les produits laitiers, comme le lait, le beurre, le fromage, le yaourt, la crème, ainsi que les produits contenant du lait écrémé ou du lactosérum (petit lait) en poudre. Plusieurs considéreront un enfant souffrant d'eczéma comme étant allergique aux œufs ou au lait, jusqu'à preuve du contraire.

Les nutritionnistes affirment souvent que le lait de vache est une nourriture inappropriée pour les êtres humains puisqu'il est relié à l'intolérance au lactose (sucre de lait), aux maladies du cœur, à une hypersécrétion accompagnant le catarrhe ou à une hypersécrétion des glandes muqueuses (comme le croient également les praticiens traditionnels de l'Ayurvédisme indien). Il est aussi relié à l'hyperactivité (syndrome hypercinétique), aux maladies des articulations et du sang, à l'asthme, au rhume des foins, voire à la mort soudaine du nourrisson.

Plusieurs bébés développent de l'eczéma lorsqu'ils sont sevrés du lait maternel, autre excellente raison pour nourrir l'enfant au sein le plus longtemps possible. Certains nutritionnistes recommandent de ne pas introduire les produits laitiers dans le régime alimentaire de l'enfant avant qu'il n'ait au moins six mois, et de préférence un ou deux ans. Il existe plusieurs substituts aux produits laitiers pour les nourrissons, comme le lait de soja (l'un des substituts les plus courants), bien que certains enfants y soient aussi allergiques.

Même les bébés nourris au sein, s'ils sont très sensibles, peuvent développer des réactions aux aliments que la mère mange et qui passent dans son lait. Le lait de vache, les protéines des œufs ainsi que d'autres allergènes, ou encore les propres anticorps de la mère face à ces produits peuvent se retrouver dans le lait maternel. Souvent, dans de tels cas, la mère y est aussi sensible. La plupart du temps, si elle évite de consommer des produits laitiers, l'état de l'enfant souffrant d'eczéma s'améliorera (cette tactique aide aussi à soulager les coliques chez un bébé sur trois).

Dépister l'intolérance alimentaire

Si vous soupçonnez la possibilité d'une réaction alimentaire, mais que la cause n'en est pas évidente, prenez note de tout ce que vous mangez afin de vous permettre de faire un lien entre un aliment donné et la réaction. En plus des produits laitiers, les aliments qui peuvent causer l'eczéma atopique sont le poisson, le blé, le sucre, les additifs alimentaires, les agrumes, les tomates et les aliments contenant de la levure.

Si la cause de l'allergie peut être détectée (dans un tiers des cas), l'eczéma se résorbe en quelques jours lorsque les aliments en cause sont retirés du régime alimentaire, bien que, pour certains aliments dont les produits laitiers, cela puisse demander trois semaines ou plus avant qu'une amélioration ne se dessine. Il est donc important de retirer du régime un seul aliment ou groupe d'aliments à la fois afin d'éviter les carences alimentaires (déficience nutritionnelle).

Vous pouvez confirmer une intolérance alimentaire en évitant de consommer l'aliment en question pendant environ un mois après la disparition de l'eczéma, puis en le réintroduisant progressivement dans votre régime afin de vérifier si les symptômes réapparaissent. Certains individus ne pourront jamais tolérer cet aliment, mais plusieurs peuvent, après quelques mois, le réintroduire peu à peu dans leur régime alimentaire. Plus longue est la période d'abstention, plus il y a de chances que la sensibilité à cet aliment ait diminué.

L'abstention d'un aliment n'élimine pas toujours complètement les symptômes, certaines personnes étant sensibles à plusieurs allergènes, mais ils sont en général réduits de façon substantielle. Le fait qu'un aliment en particulier ne soit pas toujours relié à l'eczéma ne l'exclut pas comme une cause possible parce que le stress peut parfois déclencher une réaction à des aliments que vous êtes susceptible, en temps normal, de tolérer.

Plusieurs patients peuvent essayer par eux-mêmes d'éliminer les allergènes courants de leur régime alimentaire, mais il est vital de ne pas devenir drastique. À moins que vous n'obteniez un succès rapide en appliquant de simples mesures, il serait sage de consulter un praticien lorsqu'un enfant est en cause, et de toujours obtenir un avis professionnel avant d'entreprendre des changements à long terme dans son régime alimentaire.

Chercher de l'aide

Pour soigner l'eczéma, plusieurs thérapeutes en médecine traditionnelle, et la plupart des thérapeutes en médecine douce, offrent des conseils d'ordre nutritionnel comme principal traitement ou traitement de support à leur propre approche. Les thérapies qui s'appuient fortement sur des méthodes diététiques pour soigner l'eczéma sont:

- la médecine nutritionnelle
- l'écologie clinique
- la naturopathie
- les sels tissulaires du métabolisme cellulaire
- l'ayurvédisme

Diètes alimentaires particulières

Si les causes de l'eczéma ne peuvent être facilement identifiées en tenant un relevé des aliments consommés, un praticien peut établir et superviser un régime d'élimination ou d'éviction (aussi appelé régime d'exclusion: voir p. 74-75) pour essayer de les détecter. Il existe plusieurs sortes de régime d'exclusion:

- le régime pentadaire (cinq jours en ne buvant que de l'eau de source en bouteille). Devrait être entrepris sous la supervision d'un médecin, d'un diététicien ou d'un nutritionniste
- le régime alimentaire basé sur la viande d'agneau et les poires sans la peau (voir p. 74)
- le régime d'élimination, qui varie selon l'âge du patient et les particularités de l'affection.

Certains enfants souffrent d'eczéma en réponse à plus d'un aliment, et plusieurs allergies atopiques sont accompagnées d'autres symptômes allergènes (par exemple les coliques chez le nourrisson, les troubles du sommeil, une hyperactivité ou de l'asthme), ce qui peut aider à diagnostiquer la source d'autres problèmes. En cas d'eczéma atopique chez l'adulte, un régime d'élimination peut parfois permettre de détecter un aliment responsable de plusieurs années de souffrance.

Techniques de diagnostic spécifiques

Les quelques techniques de diagnostic spécialisées qui suivent sont couramment utilisées par différents thérapeutes en médecine douce et par certains médecins traditionnels qui s'intéressent aux approches nutritionnelles:

L'iridologie – L'étude de l'iris et de la pupille permet de dépister des désordres internes (y compris ceux qui sous-tendent l'eczéma). Le praticien se sert d'une lampe torche et d'une loupe ou prend une photographie de l'œil avec un équipement spécialisé. Mais il n'existe que peu de preuves irréfutables de son allégation, de ses bénéfices, et la plupart des médecins sont sceptiques face à cette technique.

L'examen capillaire – Cette technique est souvent utilisée pour évaluer les déficiences nutritionnelles et diagnostiquer les allergies. Une boucle de cheveux est prélevée à la base du cou, en arrière de la tête (là où les cheveux poussent plus vite), et envoyée au laboratoire. La protéine des cheveux (kératine) absorbe les minéraux. Une analyse en laboratoire permet de détecter la présence de substances toxiques, comme l'aluminium ou le plomb, qui s'accumulent dans l'organisme de quelques patients allergiques à certains aliments. Elle dépiste une déficience ou une sursaturation d'éléments essentiels comme le calcium, le magnésium ou le cuivre. L'opinion des médecins traditionnels est divisée, mais certains utilisent l'examen capillaire comme un outil de diagnostic complémentaire.

La cinésiologie – Il s'agit d'une technique de diagnostic basée sur l'énergie qui circule dans l'organisme. Elle est souvent utilisée pour identifier les allergies alimentaires et les déséquilibres nutritionnels qui provoquent une faiblesse de certains muscles. La force des principaux groupes de muscles est testée en appliquant à un membre (en général le bras) une légère pression. Le membre est ensuite testé de nouveau pendant que le patient tient des produits spécifiques dans sa main, ou entre ses lèvres s'il s'agit d'aliments allergènes. Une perte de force suggère une allergie, alors qu'une augmentation peut révéler un état de déficience nutritionnelle. De nouveau, la plupart des praticiens traditionnels sont sceptiques face à cette technique, même si quelques-uns l'utilisent. Peu de recherches sont faites pour prouver la valeur de la cinésiologie pour établir un diagnostic. Pourtant, la force des muscles de plusieurs patients qui l'ont expérimentée varie énormément pendant le test.

Certains nutritionnistes recommanderont un régime alimentaire cyclique, durant lequel les aliments varient pendant une période de quatre ou sept jours, de telle sorte que le même aliment ne soit pas consommé deux fois pendant cette période. Il s'agit d'encourager une tolérance aux aliments auxquels le patient était auparavant sensible et, chez ceux qui réagissent aux composants de plusieurs aliments de base, de réduire le risque de développer de multiples sensibilités parce que d'autres aliments auraient été ingérés en trop grande quantité.

Médecine nutritionnelle

Plusieurs études bien menées ont pu prouver l'efficacité de la médecine nutritionnelle pour soigner un large éventail d'affections, particulièrement les types de maladies qui s'éternisent sur une longue période de temps, comme la migraine, l'arthrite, le syndrome du côlon irritable, la dépression, l'asthme et l'eczéma, souvent décrites comme les « maladies du siècle » (et qui semblent être aussi reliées à la nourriture « américaine »).

Diverses formes de régime alimentaire d'élimination ou de régime cyclique peuvent être suggérées et, parfois, des programmes spéciaux de tests de diagnostic et de désensibilisation utilisés en écologie clinique (voir ci-dessous). Les mesures spécifiques qui peuvent être conseillées pour soigner l'eczéma comprennent:

- Un supplément de calcium (certains patients souffrant d'allergies ont un manque de calcium dans l'organisme)
- Du magnésium et de la vitamine B6 pour les femmes dont l'eczéma s'aggrave avant leurs règles
- Il est conseillé aux femmes prenant la pilule d'arrêter pendant un certain temps pour voir si certains changements surviennent
- Certaines personnes souffrant d'eczéma présentent une déficience en sucs gastriques, ce qui peut être découvert par un test simple, et traité par l'ingestion de suppléments de remplacement et de vitamine B
- Un traitement aux jus de légumes crus (carottes, betteraves, concombres et céleri)
- De la crème ou des capsules de propolis (seulement en cas d'eczéma sec)
- Le miel peut aider à soigner l'eczéma relié au stress (une cuillère à café 4 à 6 fois par jour) et, s'il est pris régulièrement dès le début de l'année, peut diminuer une hypersensibilité au pollen,

laquelle cause le rhume des foins. Il est conseillé d'utiliser du miel local, car on y retrouve le même mélange de pollen que dans la région
- Éviter les additifs, surtout les benzoates (E210-219), reliés aux affections de la peau, à l'asthme et au rhume des foins
- Une cuillerée à café de bicarbonate de potassium dissoute dans de l'eau peut aider à réduire une réaction allergène alimentaire lorsqu'on a mangé accidentellement de cet aliment.

Écologie clinique

L'écologie clinique est une branche de la médecine traditionnelle dont l'approche aux allergies alimentaires ressemble plus à certaines techniques de médecine douce, et qui, d'une certaine façon, englobe la médecine nutritionnelle. Elle soutient que les styles de vie moderne se situent très loin des conditions « primitives » auxquelles les êtres humains sont biologiquement adaptés.

Plusieurs produits, tels que le plomb dans les canalisations d'eau, les pesticides et les polluants industriels qui contaminent les récoltes et l'atmosphère, les additifs alimentaires, le sel et le sucre que nous utilisons, peuvent être envisagés comme des produits toxiques potentiels, et leur propagation dans l'environnement a de loin dépassé la capacité de l'être humain à s'y adapter. Une sensibilité aux aliments et aux produits chimiques deviennent, de ce fait, de plus en plus courants. Dans les pays occidentaux, on estime que 10 à 30 pour cent de la population en est affectée.

L'approche écologique peut aider à soigner toutes sortes d'affections dites « modernes », comme l'obésité, l'asthme, l'eczéma, le rhume des foins, les migraines, l'arthrite et le syndrome du côlon irritable. Toute une gamme de symptômes, comme la dépression, l'anxiété, la fatigue chronique ou l'insomnie, qu'un médecin traditionnel envisagerait sous l'angle du stress, sont considérés par l'écologiste comme des signes possibles d'une sensibilité aux aliments ou aux produits chimiques. La raison pour laquelle certains individus développent de telles sensibilités n'est pas très bien comprise, mais il se peut que les tendances héréditaires soient en cause, ou encore la présence de bactéries anormales dans le tube digestif, une exposition à certains pesticides et autres produits chimiques toxiques, des infections virales, des déficiences nutritionnelles et une pollution via les câbles électriques.

La « sensibilité » peut ne pas produire les mêmes symptômes qu'une réponse allergène constituée, avec production d'anticorps. Elle pourrait être due à une sensibilité anormale du tube digestif ou à une déficience enzymatique, de telle sorte que les aliments ne sont pas suffisamment broyés, ni métabolisés correctement. Souvent, les maladies qui en résultent alors ne peuvent être identifiées dans des termes purement allergènes (même si bien des gens se réfèrent à elles en tant qu'allergies, de telle sorte que certains experts en immunologie se moquent de l'écologie clinique). Néanmoins, de nombreux patients répondent positivement lorsqu'ils sont traités comme s'ils souffraient effectivement d'allergies.

Le concept spécifique de l'« hypersensibilité du type retardé » est très important. Les symptômes n'apparaissent pas nécessairement tout de suite (autre point déroutant pour les médecins traditionnels), et peuvent résulter de multiples sensibilités qui, peu à peu, submergent la capacité du corps à s'adapter. La présence d'une sensibilité rend plus probable que d'autres se développent puisque l'organisme est déjà affaibli. Les sensibilités du type retardé peuvent s'accumuler et causer un état chronique d'alternance maladie-santé, ou se manifester en tant que maladie, lorsqu'un autre élément s'ajoute, le stress par exemple. De plus, dans certains cas, les tentatives de l'organisme pour s'adapter à une substance allergène peuvent conduire à une toxicomanie, de la même façon qu'un alcoolique qui, ne pouvant se passer de boire, présentera des symptômes de privation lorsqu'il arrêtera brusquement, même si l'alcool empoisonne son organisme.

Là où la médecine traditionnelle considère généralement les symptômes comme une conséquence directe d'une maladie sous-jacente, les écologistes cliniques envisagent la sensibilité comme le problème sous-jacent, lequel peut occasionner toute une série de symptômes, même à l'intérieur de l'organisme. Un enfant allergique au lait de vache pourrait, par exemple, souffrir de coliques, puis d'eczéma, d'asthme et de rhume des foins, peut-être accompagnés de catarrhe et d'infection d'oreilles.

L'eczéma est considéré comme une prédisposition héréditaire, accompagnée de facteurs qui l'aggravent, dont le climat, les irritants, le stress et les allergies, en particulier à certains aliments, mais aussi aux allergènes courants comme les acariens et les produits chimiques, même ceux contenus dans l'eau du robinet. Certains enfants peuvent souffrir d'une infection fongique de l'intestin (candidose), laquelle, selon les écologistes, affaiblit la paroi interne de l'intestin et provoque des intolérances alimentaires.

Plusieurs tests spécialisés (dont ceux décrits ci-dessous) peuvent être utilisés pour identifier les allergies et les sensibilités. Les résultats obtenus dépendent énormément du savoir-faire et de l'expérience du praticien; certains d'entre eux se prévalent de réussir à poser un bon diagnostic dans 80 pour cent des cas (voir l'encadré, p.136-137).

En écologie clinique, s'occuper des facteurs externes responsables de l'eczéma équivaut à régulariser le style de vie et les habitudes; donc, la responsabilité du traitement est placée avec conviction entre les mains du patient.

En ce qui a trait aux sensibilités alimentaires, surtout lorsqu'elles sont de type retardé, un enchaînement étrange se produit si le patient évite de consommer l'aliment en question pendant environ une semaine (pendant laquelle peuvent survenir toute une variété de symptômes dus au manque, incluant le besoin de l'aliment en question). Manger de cet aliment n'importe quand pendant les quelques semaines qui suivent produira une réponse plus grave que les précédentes (connue sous le nom d'« hypersensibilité »). Néanmoins, après quelque deux mois de sevrage, plusieurs individus pourront tolérer de nouveau l'aliment en question s'ils n'en mangent pas trop souvent (sinon, une sensibilité de type retardé peut de nouveau se développer).

On recommandera à la plupart des patients d'éviter de consommer un aliment suspect pendant au moins six mois. Après ce laps de temps, plusieurs d'entre eux pourront en consommer à l'occasion sans éprouver le moindre symptôme, et certains pourront le réintroduire dans leur régime alimentaire sur une base cyclique, en général de trois jours. D'autres devront attendre plus longtemps, jusqu'à deux ans, avant qu'une telle expérience ne soit possible, et quelques patients y demeureront à jamais sensibles, surtout s'il s'agit de produits laitiers.

TESTS SPÉCIALISÉS EN ÉCOLOGIE CLINIQUE

Tests de la peau
- Tests épicutanés (par timbres cutanés) (voir p. 73)
- Inoculation intradermique d'allergène. Provoque une papule œdémateuse qui grossit pendant quelques jours s'il y a allergie, ou sinon se résorbe. Précis dans le cas d'allergies au pollen, à la poussière et aux spores, moins précis lorsqu'il s'agit d'allergies alimentaires. Demande beaucoup de temps et coûte cher.

Analyse de sang
- Test RAST (radioallergosorbent test - voir p. 72)
- Test de cytotoxicité: exposition des globules blancs à une série d'allergènes présumés, et étude des réactions. Test soi-disant plus fiable que le test RAST, mais plus onéreux et plus difficile à interpréter.

Tests du pouls
- Test du coca: prendre le pouls avant d'avoir mangé un aliment suspect, puis à certains intervalles, pendant la première heure qui suit. Toute variation du pouls (augmentation ou décélération de plus de 10 battements par minute) laisse

soupçonner une allergie. Prend beaucoup de temps, mais ne coûte pas cher.

- Réflexe auriculo-cardiaque: un réflexe ayant été d'abord étudié en acupuncture, impliquant un mouvement du point le plus fort du pouls du poignet lors d'un contact avec l'aliment suspect.

Test d'électro-acupuncture (test Vega)
Tests effectués avec un équipement électrique spécialisé, sur certains points d'acupuncture, notant les fluctuations lorsque les aliments suspects sont déposés sur des tôles témoins dans une boîte de contrôle. Rapide et peu coûteux.

La « désensibilisation de Miller » est un autre traitement qui peut être utilisé. La façon dont il agit reste inexpliquée, mais les expériences prouvent qu'il est efficace. Il s'agit de tests de la peau utilisant des injections sous-cutanées d'allergènes suspects. Même les gens qui ne réagissent pas à un allergène spécifique réagissent souvent à une dilution de ce genre, une sorte de « symptôme homéopathique », pour des raisons inconnues. Si la solution est diluée progressivement, de plus en plus, et que les dilutions sont injectées à intervalles donnés pendant les heures qui suivent, éventuellement, une dilution sera atteinte qui ne produira aucune réaction au niveau de la peau.

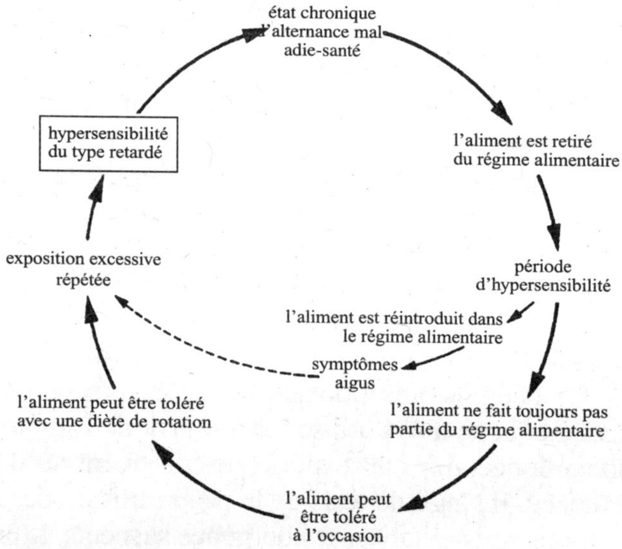

Figure 4 Hypersensibilité du type retardé
D'après *Clinical Ecology*, du Dr George T. Lewith et du Dr Julian N. Kenyan, avec leur permission.

Cette technique semble éliminer les symptômes d'une sensibilité à la nourriture, et le patient pourra manger de petites quantités de l'aliment en question en prenant tout d'abord quelques gouttes de cette dilution particulière sous la langue. Après environ deux ans, il pourra peut-être arrêter l'utilisation des gouttes sans manifester de symptômes récurrents. Ceci s'avère particulièrement utile pour les gens sensibles à des aliments courants et qui, autrement, seraient confinés à un régime alimentaire extrêmement strict. Cependant, cela prend du temps et doit être répété pour chacun des produits allergènes. Ceux qui souffrent de multiples sensibilités peuvent difficilement l'appliquer: devoir ingurgiter toutes sortes de dilutions différentes peut devenir impraticable.

Les écologistes cliniques recommanderont aux patients d'éviter les irritants de contact courants, surtout les produits ménagers suspects comme les détergents et les lessives « biologiques ». Les patients souffrant d'eczéma peuvent être conseillés d'utiliser l'eau de pluie au lieu de celle du robinet pour se laver, à condition qu'ils n'habitent pas dans une région particulièrement polluée. Si l'on soupçonne la présence d'une candidose, le patient devra peut-être suivre un régime alimentaire particulier, ou un traitement comportant des médicaments anti-fongiques traditionnels (la majorité des écologistes cliniques sont des médecins qualifiés).

L'idée que l'allergie ou la sensibilité soit sous-jacente à plusieurs cas d'eczéma atopique est devenue très populaire, et repose sur quelques études imposantes, malgré les réserves des spécialistes en immunologie. Il a été prouvé que le cromoglycate de sodium soigne l'eczéma chez 60 pour cent des enfants atteints, mais l'affection réapparaît lorsqu'ils cessent de le prendre. Ce médicament bloque les réponses allergènes en empêchant les cellules, dont les lymphocytes sont des basophiles, de relâcher de l'histamine et d'autres produits chimiques inflammatoires (voir p. 20, 85).

Plusieurs études ont démontré que le fait d'éviter certains aliments et produits chimiques incriminés par les méthodes écologiques comme cause de maladies d'origine immunologique ou d'allergies, aide un nombre significatif de patients. Des recherches réalisées par des médecins traditionnels ont prouvé que le quart des enfants souffrant d'eczéma ont des réactions positives s'ils suivent des diètes alimentaires spécifiques.

Sels tissulaires biochimiques

Les sels tissulaires biochimiques sont des suppléments dont l'utilisation se base sur la philosophie selon laquelle toutes les maladies supposent des anomalies du métabolisme cellulaire. Lors du métabolisme cellulaire, les substances nutritives sont absorbées pour que la cellule puisse s'acquitter de ses fonctions, puis les déchets sont excrétés dans l'organisme. Si la nutrition de la cellule est adéquate, le métabolisme de la cellule est normal. À l'inverse, si certains minéraux essentiels sont déficients, le métabolisme est perturbé et la maladie apparaît. Ceci peut être corrigé par un apport supplémentaire des sels minéraux tissulaires en question.

Les médicaments sont préparés de façon homéopathique (voir p. 168), bien qu'ils n'agissent pas dans le but de « guérir », mais de permettre de corriger les déséquilibres et de stimuler le système immunitaire pour favoriser la guérison. Il existe 12 médicaments différents basés sur les différentes sortes de minéraux (calcium, potassium, fer, magnésium, sodium et silice), ainsi qu'une variété de leurs combinaisons. Les comprimés doivent se dissoudre sous la langue afin que les sels minéraux pénètrent directement dans le système sanguin sans passer par le système digestif:

- Le phosphate de fer, contre l'inflammation
- Le kali muriaticum, pour la desquamation de la peau

- Le kali phosphate, contre la douleur, l'irritabilité et le stress résultant de l'eczéma
- Le kali sulfate, pour la peau sèche et la desquamation, et pour maintenir le bon état de la peau
- La silice, pour aider à soulager les démangeaisons de la peau
- Une combinaison de kali muriaticum, kali sulfate, sulfate calcique et silice, pour aider à soigner la peau, la peau sèche et l'érythème fessier.

Plusieurs thérapeutes en médecine douce prescrivent l'utilisation de sels tissulaires, lesquels sont disponibles sans ordonnance et sont recommandés pour soigner des affections bénignes comme le rhume, la migraine, le rhume des foins, les maladies reliées au stress, voire les sciatiques. Ils sont préparés de façon homéopathique de telle sorte qu'ils ne présentent aucun danger, même pour les enfants et les nourrissons. La dose peut être augmentée pour contrer des symptômes plus pénibles, à condition d'éviter un risque de surdosage. En général, elle devrait être de moitié pour les enfants. Ceux qui sont allergiques aux comprimés à base de lactose (sucre de lait), devraient s'abstenir d'en prendre. Bien que certaines gens ne jurent que par les sels minéraux tissulaires, très peu de recherches ont été réalisées pour confirmer leur efficacité. Sans aucun doute, ils semblent être inoffensifs.

L'ayurvédisme

L'ayurvédisme est une philosophie indienne basée sur la croyance de l'existence d'une énergie universelle unique (voir p. 148) appelée *prana* en langue indienne. La bonne santé repose sur l'équilibre et l'harmonie de différentes forces. La médecine ayurvédique traditionnelle, préventive, vise à corriger les déséquilibres avant qu'ils ne mènent à la maladie. Ces derniers peuvent résulter de la constitution de chacun, d'une mauvaise alimentation ou de nourriture mal préparée, de problèmes sexuels ou de troubles du sommeil, de trop fortes émotions, d'un manque d'exercices ou des effets du climat.

De nombreux praticiens indiens spécialisés en ayurvédisme pratiquent maintenant en Occident, et quelques médecins traditionnels ont suivi une formation additionnelle en techniques ayurvédiques. Elles peuvent être utilisées pour traiter n'importe quelle affection; les adeptes de cette médecine prétendent obtenir des résultats positifs en soignant particulièrement les maladies reliées au stress et les affections chroniques comme l'arthrite, l'asthme et l'eczéma.

Comme dans la médecine traditionnelle, les maladies peuvent être traitées à l'aide de médicaments, à la suite d'une consultation. La plupart des médicaments sont basés sur des remèdes traditionnels à base de plantes médicinales. Les traitements reposent en grande partie sur un changement du régime alimentaire et du style de vie, aussi bien que sur des remèdes nutritionnels spécifiques, et incluent le yoga, des exercices de respiration, le massage, la méditation et différents rituels religieux.

Les praticiens accordent une grande importance à la fois au contenu et à la préparation des aliments, et croient que l'absorption de produits tels que le lait, les graisses et les fibres peut avoir un effet aussi purificateur que le jeûne (lequel peut aussi être recommandé), et aide à diminuer l'angoisse. Sur un autre plan, la viande, les épices et les denrées sucrées augmentent le niveau énergétique et aident à combattre la léthargie et la dépression. L'alimentation devrait être appropriée selon la saison et le moment de la journée; il est essentiel de manger lentement et de bien mâcher la nourriture, dans un état d'esprit détendu.

Une technique controversée est d'encourager les individus à boire leur propre urine. Ceci semble, dans certains cas, réduire l'eczéma pendant la nuit, en théorie à cause de la présence des propres anticorps du patient dans son urine (la médecine occidentale conteste ce fait puisque les anticorps sont des protéines, lesquelles ne sont pas présentes dans l'urine des personnes en santé).

Les résultats obtenus dépendent en partie de l'acceptation des croyances culturelles et religieuses de l'ayurvédisme, et de la volonté d'adopter les pratiques spécifiques d'un style de vie particulier, ce qui peut être difficile pour les individus issus d'autres cultures.

La naturopathie

La naturopathie se base sur les pouvoirs de guérison de la nature, de là sa première appellation, « cure naturelle ». Elle consiste en un savant mélange de thérapie nutritionnelle, de remèdes populaires, d'exercices et de techniques psychologiques. Une formation en naturopathie couvre les mêmes spécialités que la médecine traditionnelle, et les naturopathes travaillent souvent de concert avec les médecins traditionnels. Certains sont formés dans les deux disciplines. Plusieurs se servent également des techniques traditionnelles et d'autres thérapies en médecine douce (surtout l'ostéopathie), stipulant qu'ils visent à ce que l'organisme se soigne lui-même. La plupart des naturopathes ont une clientèle privée, et certains dirigent des cliniques dans les stations thermales ou autres.

Les naturopathes envisagent la maladie comme un déséquilibre de l'organisme. Lorsqu'ils détectent les causes externes d'une maladie, par exemple certaines infections, celles-ci sont considérées comme secondaires par rapport aux facteurs internes et émotionnels ou au style de vie qui rendent la personne vulnérable. Comme en homéopathie, les symptômes sont considérés comme un effort de l'organisme pour se guérir lui-même; ils peuvent réapparaître alors que l'organisme se rétablit et est en voie de guérison (voir p. 170). La naturopathie encourage une bonne nutrition et des exercices, une vie proche de la nature et un esprit positif.

La naturopathie semble obtenir de bons résultats pour soigner plusieurs affections chroniques, incluant à la fois les affections de la peau et les allergies, et peut aider à réduire l'angoisse ou le stress.

L'eczéma est considéré comme une affection reliée au stress dans laquelle l'hérédité et les allergies peuvent jouer un certain rôle, et beaucoup de naturopathes prennent à la lettre le fait que les symptômes soient un signe de défense de l'organisme. Selon eux, la sécheresse de la peau et l'étendue des lésions vésiculeuses et prurigineuses signifient que l'organisme veut en finir avec l'échauffement, et la thérapie se concentre sur le « restons calme » à la fois au niveau nutritionnel et psychologique. Les traitements préconisés comprennent:

- Éviter les stimulants alimentaires comme le thé, le café et les épices
- Éviter de fumer et de boire de l'alcool
- Diminuer la consommation d'aliments transformés, de viande rouge, de graisses animales, de sucre, de gras saturés (beurre et crème), d'aliments contenant du cholestérol (œufs, fromage)
- Manger le plus possible de fruits et de légumes crus
- Manger plus de légumineuses (par exemple les lentilles), du pain et des pâtes de blé entier ainsi que de l'huile de poisson (maquereaux, sardines)
- S'assurer d'un sommeil adéquat et de périodes de relaxation pendant la journée
- Adopter certaines formes de relaxation pour contrôler le stress, comme le massage, le yoga, la méditation et l'autohypnose
- Traiter la peau avec de l'huile d'amande douce, d'avocat ou de germes de blé
- Lorsque les enfants souffrent d'eczéma, favoriser un environnement familial calme et structuré (éviter les films ou les vidéos bruyants ou violents ainsi que les critiques persistantes; encourager les exercices non violents et éviter que les enfants ne deviennent surexcités).

Instinctivement, les gens arrêtent de manger lorsqu'ils sont sérieusement malades (« se nourrir lorsqu'on a un rhume, jeûner lorsqu'on a la fièvre »). Plusieurs naturopathes prescrivent le jeûne ou des régimes liquides pendant de courtes périodes de temps. Certains recommandent un supplément de vitamine B ou une forte dose de vitamine C (1000 mg ou plus par jour).

Si vous désirez jeûner (plusieurs ne jurent que par un jeûne un jour par semaine pour reposer l'organisme et lui permettre d'éliminer les toxines accumulées), souvenez-vous qu'il est essentiel de boire beaucoup (l'organisme ne supporte pas longtemps d'être privé d'eau). Les effets peuvent être déplaisants, comme des maux de tête, des troubles intestinaux, une respiration perturbée ou des nausées, et un déséquilibre nutritionnel peut en résulter. Un jeûne prolongé (plus de deux jours), ou un jeûne imposé à des enfants ne devrait être entrepris que sous la supervision d'un diététicien qualifié ou d'un médecin.

En général, l'approche et la philosophie de la naturopathie semblent laisser croire qu'au moins une partie du traitement complet produira une amélioration dans le cas d'affections comme l'eczéma, et qu'aucun effet secondaire sérieux ne se produira. Cependant, les patients doivent avoir un esprit ouvert et le désir de s'adapter à un style de vie adéquat.

CHAPITRE 9

Les thérapies qui guérissent la peau

D'autres approches holistiques

Vous prenez soin de votre peau, vous avez évité les contacts que vous savez nocifs, vous contrôlez le niveau de stress, et vous avez changé votre régime alimentaire. Malgré tout, de nouvelles éruptions d'eczéma se produisent. Il ne faut pas désespérer, car vous pouvez encore recourir à de nombreuses thérapies naturelles qui ont aidé bien des gens à réduire l'intensité de leur eczéma et la fréquence des épisodes, quelles que soient les causes de leurs symptômes. Voici les plus crédibles:

- L'acupuncture
- L'acupression
- La réflexologie
- La médecine occidentale par les plantes
- La médecine chinoise par les plantes
- L'homéopathie.

À l'exception de l'homéopathie et de la médecine occidentale par les plantes, toutes ces thérapies sont fondées sur des conceptions orientales des systèmes de guérison et supposent que l'on croit à l'existence d'une énergie curative invisible. Le choix d'une thérapie dépend donc non seulement de sa capacité à résoudre votre problème particulier, mais aussi de vos croyances et de vos préférences personnelles.

L'acupuncture

L'acupuncture est un art ancien qui évolue depuis plus de 2000 ans dans le cadre de la médecine traditionnelle chinoise. Elle repose sur la croyance orientale selon laquelle une énergie ou force vitale est présente à la fois dans le corps humain et dans l'ensemble de l'Univers. Cette énergie est appelée *qi* ou *chi* en Chine, *ki* au Japon, et *prana* en Inde. La santé et la vitalité sont étroitement liées à la circulation et à l'équilibre de cette énergie. Les perturbations et les blocages qui brisent l'harmonie et mènent à la maladie peuvent résulter de prédispositions héréditaires, du climat, d'abus alimentaires, d'émotions fortes, de drogues, d'infections, d'insuffisance ou d'excès d'exercices, de travail et de rapport sexuels. En enfonçant des aiguilles le long des douze canaux, ou « méridiens », par lesquels le *qi* circule dans le corps, on pense qu'il est possible de rétablir l'équilibre et la circulation du flux d'énergie. Les divers méridiens, dit-on, influencent les différents organes et systèmes de l'organisme (pas nécessairement ceux dont ils portent le nom).

Certains thérapeutes utilisent, en plus des aiguilles, le procédé de la moxibustion; une herbe en combustion (l'armoise) est placée sur la tête de l'aiguille ou tenue sur un bâtonnet près du point d'acupuncture. Ces derniers temps, des techniques d'électro-acupuncture et de neurostimulation ont été mises au point; dans le premier cas, on applique un faible courant électrique aux aiguilles; dans le cas de la neurostimulation, des électrodes sont posées directement sur la peau sans intervention d'aucune aiguille. Plusieurs appareils miniaturisés de neurostimulation sont maintenant disponibles sur le marché et permettent au patient de s'administrer lui-même le traitement à domicile.

Comme en témoignent de nombreuses études, l'acupuncture soulage efficacement la douleur et la nausée. Plusieurs hôpitaux occidentaux y ont recours à ces fins. Selon les recherches, l'acupuncture stimule la production d'endorphines, des produits chimiques dont l'effet ressemble à celui de la morphine. Il s'agit en quelque sorte d'analgésiques naturels que le corps libère automatiquement en réaction à une blessure ou à une douleur, et qui aideraient l'organisme à se défendre contre les réactions allergiques.

Les chercheurs chinois ont démontré l'intérêt de l'acupuncture dans le traitement de certaines affections chroniques, dont l'arthrite, l'hypertension, la dépression, l'anxiété, certains troubles intestinaux, l'asthme, l'eczéma, le rhume des foins, l'infertilité, les maux de tête et les problèmes menstruels. On ne lui connaît pas d'effets secondaires, à la condition de prévenir les infections en utilisant des aiguilles stérilisées (ce que la loi exige dans la plupart des pays). Comme ces aiguilles sont généralement en acier, quelquefois en or, elles ne devraient pas provoquer de réactions allergiques.

Les acupuncteurs considèrent que l'eczéma dépend d'une exposition à la chaleur, au froid, au vent et à l'humidité, et qu'il résulte d'un échec des processus corporels d'élimination (à la fois physiques et émotionnels); l'accumulation des toxines et des émotions réprimées se manifeste alors par la peau.

Peu de recherches en Occident ont évalué les effets de l'acupuncture sur l'eczéma. Néanmoins, une étude fascinante a établi que des éruptions cutanées se développent le long des méridiens, ce qui permet de penser que ceux-ci existent et qu'ils ont une influence sur les maladies de la peau. Lors de la pose des aiguilles, certaines personnes éprouvent une sensation le long de la ligne du méridien, même si elles ignorent la nature et la localisation de celui-ci; ces sujets semblent tirer un meilleur profit du traitement.

Selon les acupuncteurs, plus de 80 % des patients souffrant de maladies cutanées en guérissent ou en sont substantiellement soulagés. Les praticiens traditionnels chinois évoquent des taux de réussite encore plus élevés (jusqu'à 99 %).

Bien que les points d'acupuncture soient répartis sur l'ensemble du corps, les plus souvent utilisés se situent sur les bras, les jambes, les mains et les pieds: la plupart du temps, le patient n'a pas à se dévêtir. Il arrive que le point d'insertion de l'aiguille soit éloigné de l'éruption cutanée. Les aiguilles sont extrêmement fines. À part un léger pincement au moment de l'insertion, les patients ne sentent rien du tout, ou parfois un faible picotement. On laisse agir les aiguilles vingt minutes ou plus; pendant ce temps vous n'éprouvez qu'une certaine lourdeur des membres ainsi qu'une sensation de détente.

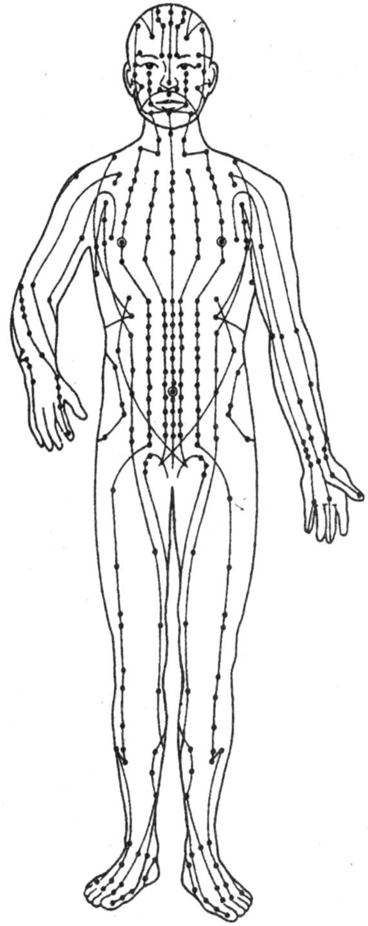

Figure 5 Les méridiens de l'acupuncture

Un cas parmi tant d'autres

Judith, 46 ans, s'est rendue chez l'acupuncteur pour traiter un problème au niveau des hanches. Comme elle avait jadis pratiqué l'équitation, elle craignait l'arthrite. Pendant des années, elle avait aussi souffert de problèmes d'eczéma, de peau sèche ainsi que d'une sensibilité à la poussière. Sa mère et son fils adolescent avaient eux aussi des problèmes de peau.

« L'acupuncteur m'a posé des aiguilles sur les mains, les chevilles et derrière la tête », dit-elle. « Cela semble incroyable, mais je n'ai rien senti du tout. En réalité, j'éprouvais une telle détente que je me suis endormie plus d'une fois. »

Il fallut trois mois de traitements hebdomadaires pour que la douleur au niveau des hanches se dissipe. « Mais, presque immédiatement, j'ai constaté que mes démangeaisons avaient cessé; après trois traitements, une plaque d'eczéma sur ma jambe avait disparu » confie-t-elle.

Après deux ans, Judith n'est pratiquement plus incommodée par l'eczéma, bien qu'elle ait dû se faire traiter quelques fois pour des rechutes attribuables au stress. « Je détestais prendre des pilules; l'acupuncture me semble un bien meilleur moyen pour que tout mon corps se sente de nouveau en santé, au lieu d'essayer de réduire les symptômes pour les rendre supportables. »

L'acupression

L'acupression est une technique voisine de l'acupuncture, sans les aiguilles, qui cherche à obtenir des résultats semblables en massant avec les mains, parfois avec les coudes ou les pieds. Plus ancien que l'acupuncture, cet art émerge sans doute de la tendance naturelle de l'être humain à frictionner et masser les endroits irrités. Certains pensent que l'acupression est le précurseur de l'acupuncture. Particulièrement utile pour traiter les allergies et les problèmes dus au stress, l'acupression se ramifie en plusieurs variétés ou écoles.

Le *Do-In*, où l'acupression est associée à des exercices et à des techniques de respiration.

Le *Jin-Shen* (quelquefois appelé *Jin Shin*), préconise le massage prolongé (plusieurs minutes) d'une série de points d'acupuncture précis. Il existe plusieurs formes de *Jin-Shen*, que l'on distingue en ajoutant un troisième terme aux deux termes génériques (le *Jin-Shen-Do* par exemple).

Le *Shen Tao*, où l'acupression intervient comme partie d'une approche naturelle et « holistique » dans la perspective de la médecine traditionnelle chinoise.

Le *Shiatsu*, la plus populaire de ces écoles, s'est développé au Japon. Il est souvent utilisé à des fins préventives. Le terme signifie « pression du doigt » et la technique consiste à exercer de brèves pressions (quelques secondes chacune) le long des méridiens, sur des points d'acupuncture appelés *tsubos*. Le traitement devrait influer sur la circulation sanguine, le flux lymphatique, l'équilibre hormonal et le système nerveux, aussi bien que sur la circulation de l'énergie dans le corps.

En théorie, l'acupression devrait offrir des avantages comparables à ceux de l'acupuncture, même si peu d'études ont été faites pour le vérifier. Son usage permet certainement de soulager les symptômes du stress. Les praticiens affirment obtenir de bons résultats en traitant l'eczéma. Néanmoins, les améliorations semblent moins rapides qu'avec l'acupuncture.

Avant de travailler sur des points spécifiques, la plupart des thérapeutes font un massage du corps en entier afin d'identifier toute zone sensible. C'est pourquoi la session se déroule en position couchée. Vous devrez porter un vêtement léger; habituellement il n'est pas nécessaire de se dévêtir. Une session peut durer aussi peu que quinze minutes, mais normalement, il faut compter environ une heure. Le massage procure à beaucoup de gens une détente si profonde que certains s'endorment. D'autres en sortent frais et dispos, avec un regain d'énergie.

La réflexologie

La réflexologie est une thérapie de massage du pied qui semble avoir été fort répandue dans les cultures anciennes, de la Chine à l'Amérique du Nord. Comme l'acupression, avec qui elle a beaucoup en commun, la réflexologie est sans doute plus ancienne que l'acupuncture (pratiquée il y a peut-être 5000 ans). La médecine traditionnelle chinoise est liée au taoïsme. Selon cette philosophie, toute chose reflète et contient une partie d'un plus vaste tout. Ainsi, le fonctionnement du corps peut être observé dans une de ses parties spécifiques, l'oreille ou le pied par exemple. La réflexologie considère les pieds comme des miroirs du corps, différentes zones correspondant aux diverses fonctions de l'organisme.

Comme en acupuncture, la maladie est une conséquence du blocage des canaux d'énergie (six des principaux méridiens de l'acupuncture traversent les pieds). Le massage du pied vise à rétablir le flux d'énergie ainsi que la circulation du sang et de la lymphe, pour que le corps se libère de ses toxines et se revivifie. Un massage pour traiter l'eczéma devrait porter non seulement sur les zones qui se rapportent à l'organe malade, la peau, mais aussi sur celles qui correspondent au système digestif, au foie, aux reins, aux glandes thyroïde, surrénales et pituitaire.

Les praticiens prétendent que la réflexologie peut permettre de traiter le même genre d'affections chroniques que l'acupuncture, ainsi que d'autres maladies plus sérieuses, comme les maladies cardiaques et la sclérose multiple (ou sclérose en plaques). Le traitement est extrêmement relaxant, ce qui doit aider à soigner les maladies reliées au stress. Habituellement, il n'y a pas d'effets secondaires, à l'exception de symptômes d'élimination qui accompagnent quelquefois une amélioration de l'état de santé. Ainsi, le traitement d'un problème respiratoire peut générer provisoirement des écoulements de mucus.

Trois grandes variantes de ce système sont en usage:

La thérapie des zones réflexes (parfois simplement nommée « thérapie de zone ») — Cette variante de la réflexologie s'est développée dans les premières années du XXe siècle et postule que l'énergie circule à travers dix zones de l'organisme pour se diriger vers les mains et les pieds. D'abord utilisée comme thérapie contre la douleur, cette méthode n'est pas conseillée à tous et les femmes enceintes devraient l'éviter.

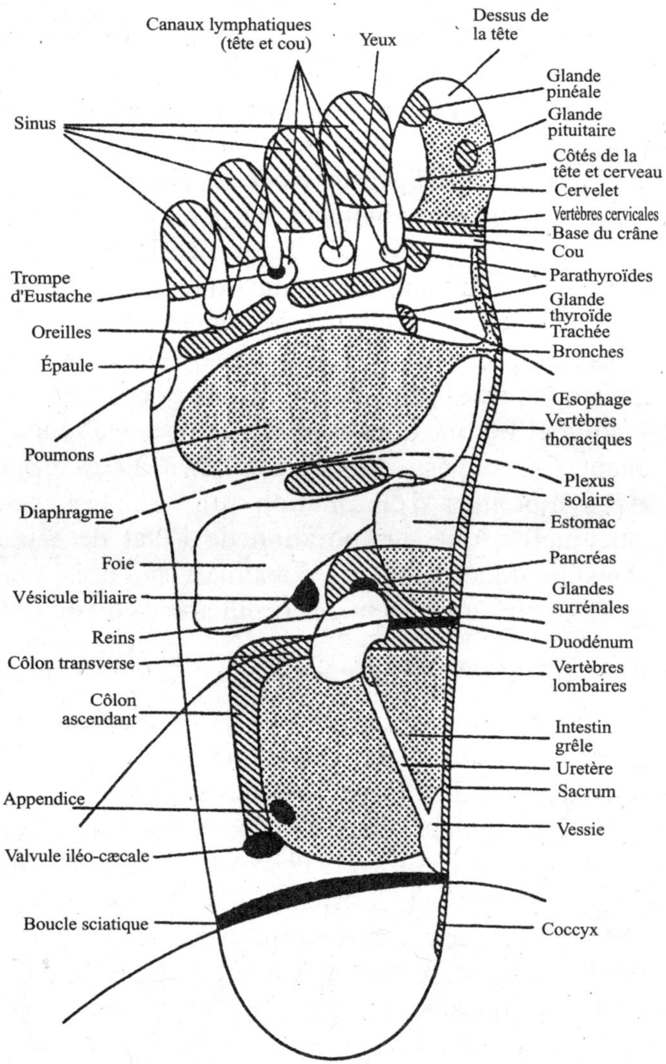

Figure 6 Les zones du pied droit en réflexologie

La technique métamorphique — Cette technique postule une correspondance entre des influences prénatales et des points du pied; les traumas prénataux susciteraient plus tard des difficultés émotionnelles qui conduiraient à la maladie.
La réflexologie vacuflex – Cette pratique de la réflexologie constitue une variante de « haute technologie »; elle stimule les pieds par pression par le vide plutôt que par le toucher. Un type particulier de bottines en feutre est utilisé, dans lesquelles on fait le vide pour traiter tout le pied en cinq minutes seulement. Cette opération laisse sur la peau certaines marques qui perdurent quelques minutes, et indiquent au thérapeute les points des méridiens qui ont besoin d'un traitement plus intense, à l'aide de cloches de succion qui rappellent les ventouses de la médecine traditionnelle. Les praticiens affirment améliorer les conditions liées à l'eczéma et aux allergies.

Bien que la réflexologie repose à peu près sur les mêmes idées que l'acupuncture, les preuves empiriques de son efficacité ne sont pas comparables. Aucun essai clinique n'a encore démontré son efficacité, et la médecine traditionnelle demeure extrêmement sceptique à son endroit. Néanmoins, cette technique est sans danger, plaisante et très relaxante. Il est démontré que, pour réduire l'angoisse et le stress, elle est plus efficace qu'une relation thérapeutique. Elle peut donc s'avérer utile dans le cas d'un eczéma relié aux émotions. À défaut d'amélioration après quelques séances, mieux vaudrait changer de thérapie ou consulter votre médecin de famille.

La phytothérapie (médecine par les plantes)

La médecine par les plantes est généralement considérée comme la plus ancienne méthode de guérison. Pour les quatre cinquièmes de la population mondiale, les plantes sont encore la principale source de médicaments à laquelle avoir recours. Cet art est le précurseur de la pharmacopée moderne. Par exemple, la *digitaline*, un médicament pour le cœur, vient de la *digitale pourprée*; l'ingrédient actif de l'aspirine se trouve dans l'écorce du *saule*; la *quinine*, qui traite le paludisme, s'extrait de l'écorce du *quinquina*, et la morphine, du *pavot asiatique*. Des chercheurs se penchent aujourd'hui sur des plantes récemment découvertes dans la forêt équatoriale d'Amazonie et qui pourraient aider à combattre des cancers et d'autres maladies graves.

L'industrie pharmaceutique est passée peu à peu de l'extraction de composés chimiques contenus dans des plantes, à la synthèse de substituts de ces composés, et enfin, à la production en laboratoire de composés chimiques entièrement nouveaux. Bien qu'un médicament sur sept soit encore à base de plantes, la plupart sont constitués d'une seule molécule synthétisée.

À l'opposé, un médicament à base de plantes médicinales (lequel n'est pas nécessairement constitué d'herbes aromatiques utilisées dans les plats cuisinés, mais de toute partie d'une plante qui s'avère contenir un principe médicinal) peut contenir des milliers de substances provenant de plantes naturelles. Les effets d'une telle médication sont plus complexes, moins bien compris, mais souvent remarquablement bien adaptés aux besoins humains.

Ainsi un remède à base de plantes peut traiter simultanément plusieurs symptômes qui se manifestent en même temps. Il peut arriver que les effets secondaires potentiels de l'ingrédient actif soient neutralisés ou atténués par certains des autres ingrédients. Les plantes médicinales qui poussent dans une partie du monde sont plus efficaces pour soigner des maladies qui prévalent dans ces régions (et moins efficaces pour des maladies similaires qui sévissent ailleurs).

Les remèdes à base de plantes fraîches ou séchées s'absorbent sous de multiples formes. On peut les mâcher, les avaler, les appliquer sur la peau en crème, en onguent, à l'aide de cataplasmes, les inhaler, les dissoudre dans un bain ou sous la douche, les utiliser en cuisine, les boire en infusions, tisanes, liqueurs ou autres solutions liquides. Ces remèdes s'absorbent aussi en comprimés et en suppositoires. Vous pouvez cultiver vos plantes médicinales, les acheter, ou encore consulter un spécialiste. Les praticiens modernes ont parfois recours à l'un ou l'autre des procédés évoqués, mais ils prescrivent habituellement ces plantes dans des solutions liquides qui se mesurent et se prennent à la cuillerée.

Bien que les remèdes à base de plantes soient généralement doux, efficaces et sans danger, souvenez-vous que certains sont des poisons. Il ne faut jamais prendre à la légère la médecine par les plantes. Si vous voulez vous soigner vous-même, vérifiez d'abord l'innocuité, les doses et les méthodes de préparation dans un bon livre sur le sujet. Et n'utilisez jamais de plantes médicinales pendant la grossesse, sans un avis professionnel.

D'après les praticiens, l'eczéma est relié à des allergies (notamment aux produits laitiers), à des facteurs nutritionnels, au stress et aux tensions émotionnelles. Parfois, des difficultés d'élimination seraient en cause (une constipation chronique par exemple). Normalement, le praticien donne des conseils en matière de régime alimentaire. Souvent, il propose des exercices ainsi que d'autres manières de contrôler le stress et les émotions. Les symptômes de l'eczéma seraient une conséquence des efforts du corps pour rétablir son équilibre interne. Dans cette perspective, les médicaments à base de plantes sont prescrits pour promouvoir l'auto-guérison et l'état de santé général. La prescription varie selon les individus et les circonstances: la vôtre serait probablement différente de celle d'une de vos connaissances qui souffre aussi d'eczéma. Habituellement, plusieurs consultations sont requises: la première peut durer une heure alors que les suivantes seront généralement beaucoup plus brèves.

Certaines thérapies à base de plantes se sont avérées aussi efficaces et d'un effet aussi rapide que les médicaments modernes qui en dérivent. D'autres remèdes plus légers demandent du temps pour agir. La médecine traditionnelle a souvent recours aux plantes médicinales. Ainsi la menthe poivrée entre dans la composition de médicaments destinés à soulager les malaises gastriques. La matricaire, que l'on utilise depuis des siècles pour calmer les maux de tête et l'arthrite, se révèle efficace contre la migraine. L'ail a des propriétés qui aident à prévenir l'hypertension et les infections.

Beaucoup de gens atteints d'eczéma profitent des plantes médicinales, même si les résultats n'en ont pas été formellement mesurés. Un de ces remèdes traditionnels a eu tant de succès que la médecine conventionnelle l'a adopté.

Des plantes médicinales pour soigner l'eczéma

Plusieurs médications douces à base de plantes soulagent, semble-t-il, les affections de la peau et l'eczéma. D'autres remèdes visent à contrôler des symptômes apparentés tels le stress, l'insomnie et les malaises respiratoires. En voici quelques exemples:

- L'*œillet d'Inde*, ou *souci officinal*, en thé ou en onguent, apaise les démangeaisons, la vésication, la desquamation, et préviendrait les crises d'eczéma. Il est aussi bon pour le teint.
- Un cataplasme de feuilles de *chou vert* (de préférence le *chou de Savoie*), chauffées, écrasées, puis étalées sur la peau et maintenues à l'aide d'un pansement pendant toute la nuit, soulage l'eczéma.
- Le *mouron des oiseaux*, en infusion, en huile ou en onguent, apaise les démangeaisons.
- Les thés de *mûres*, de *framboises*, de *mûres de Logan* (*ronces-framboises*) et de feuilles de *sureau* fortifient la peau; on peut aussi les appliquer à même la peau pour soulager l'eczéma.
- L'*hydraste du Canada*, ou *sceau d'or*, soulage les symptômes de l'eczéma et en accélère la guérison: mélanger la poudre avec du miel pour la consommer, ou avec de l'eau chaude pour l'appliquer sur la peau.
- L'huile de *millepertuis* frictionnée sur la peau diminue l'inflammation et l'éruption de cloques, ou vésication (cette huile repousse aussi les insectes).

- Le thé de feuilles de *noyer* est utilisé pour soigner l'eczéma. Les feuilles appliquées sur la peau préviennent les éruptions cutanées.
- Le thé d'*ortie* améliore les problèmes de peau associés à une élimination déficiente.
- L'huile d'*amande douce* est bonne pour la peau sèche et calme aussi les démangeaisons.
- Le thé de *camomille* calme et apaise; c'est une boisson recommandée avant d'aller dormir, car elle favorise le repos et le sommeil.
- Le *persil*, la racine du *pissenlit* et le *trèfle pourpre* aident à rester vigoureux et à combattre le stress.

L'huile d'onagre

De nos jours, l'huile d'onagre est un des remèdes les plus réputés parmi l'ensemble des produits à base de plantes médicinales. Disponible en pharmacie, mais aussi chez les praticiens et dans les boutiques de produits naturels, il permet de traiter les syndromes prémenstruels et l'eczéma (voir chapitre 5). Les huiles d'onagre, de bourrache et de graines de cassis contiennent de l'acide gamma-linoléique (AGL), un des acides gras essentiels qui jouent un rôle vital dans toutes les cellules de l'organisme. Or, il semble que les gens atteints d'eczéma atopique aient une déficience d'AGL, et peut-être d'autres acides gras; l'huile d'onagre pourrait bien restaurer les réserves d'AGL et agir ainsi sur la cause fondamentale de la maladie.

L'huile d'onagre est particulièrement utile pour soigner l'eczéma des enfants. Offerte sous forme liquide, la préparation courante peut convenir à des enfants de sept ans et plus. Pour des enfants plus

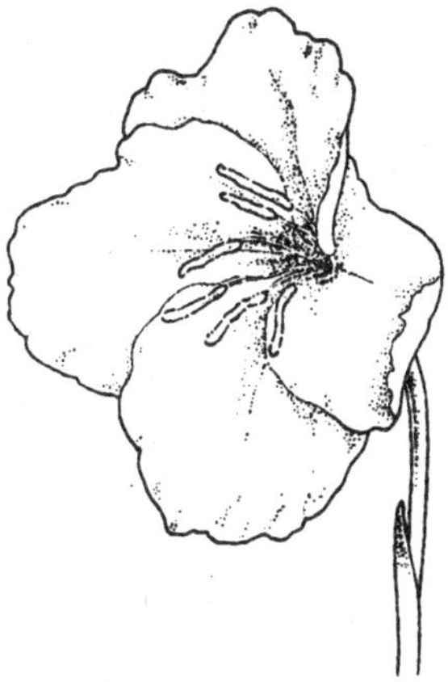

Figure 7 La fleur de l'onagre

jeunes, mieux vaut consulter votre médecin qui prescrira peut-être un dosage différent. Parce qu'elle fortifie la peau, l'huile d'onagre peut également aider les adultes souffrant d'eczéma de contact. Une étude montre même que ce produit aide les chats atteints de maladies de peau. Néanmoins, vous devrez peut-être en user pendant trois mois avant de voir les premiers résultats, et il faudra en prendre une quantité respectable (jusqu'à six capsules par jour). À la longue, le traitement peut devenir coûteux.

Cette huile semble ne pas avoir d'effets secondaires sérieux. Quelques personnes signalent des nausées, des indigestions ou des maux de tête. Les épileptiques ne doivent pas prendre d'huile d'onagre sans surveillance médicale.

La médecine chinoise par les plantes

Comme l'acupuncture, l'usage des plantes médicinales en Chine s'inscrit dans une philosophie d'équilibre énergétique de l'organisme. Les praticiens occidentaux dont le « menu » de plantes médicinales est plutôt restreint (quelques centaines), proposent généralement des remèdes basés sur une seule plante ou sur quelques-unes. Au contraire, les chinois puisent dans une pharmacopée de plus de 4000 plantes, qu'ils combinent dans des formules complexes.

Les formules spécifiques se présentent souvent sous forme d'un mélange de plantes séchées que le malade doit faire infuser et boire quotidiennement pendant des semaines ou des mois, selon la gravité de l'affection. Dans le traitement de la peau, des applications externes de ces mélanges (crèmes, lotions, solutions pour se laver) permettent de soulager à court terme les symptômes pendant que les plantes commencent à agir à l'intérieur de l'organisme.

Avec l'appui de la médecine occidentale, les recherches en cours dans divers pays et les recherches chinoises qui tendent à démontrer son efficacité, la médecine chinoise par les plantes offre peut-être les remèdes les plus prometteurs pour soigner l'eczéma, y compris les cas les plus graves, que les méthodes traditionnelles ne peuvent traiter. Son usage en Occident constitue peut-être le plus spectaculaire développement des dernières décennies dans le traitement de l'eczéma.

L'homéopathie

Développée au XIXe siècle, l'homéopathie est une médecine complète en soi, dont Hippocrate avait énoncé les principes au Ve siècle avant J.-C. Les symptômes constitueraient des tentatives de l'organisme pour se défendre contre la maladie; plutôt que de les supprimer, le traitement doit agir dans le même sens que ceux-ci et soutenir ainsi les ressources de guérison du patient.

Comment, à Soho, fut découverte la cure chinoise des « dix herbes »

La médecine chinoise par les plantes a reçu une large publicité lorsqu'en 1993, des dermatologues britanniques ont décidé d'enquêter sur un traitement de l'eczéma. Intrigués par les étonnants progrès de quelques patients qui avaient consulté une Chinoise du quartier londonien de Soho, les spécialistes ont entrepris d'analyser les méthodes de cette femme. Ils ont constaté qu'elle utilisait un grand nombre de plantes dans des combinaisons variées, mais que certaines plantes revenaient dans la plupart de celles-ci. De concert avec la praticienne, ils ont mis au point une formule contenant dix plantes en doses à peu près constantes (il n'est pas facile de doser des feuilles de thé). Sous le nom de « zémaphyte », la formule a été testée dans deux grands hôpitaux de Londres.

Des patients souffrant d'eczéma atopique aigu, et qui ne réagissaient pas au traitement conventionnel, ont été invités à suivre une thérapie de quatre semaines. Chaque jour, ils devaient consommer un thé infusé à partir d'un sachet de « zémaphyte ». Autant pour les adultes que pour les enfants, l'indice de rougeur et la mesure de la surface de peau endommagée ont démontré une amélioration significative. La plupart des patients dormaient mieux et souffraient moins de démangeaisons. Aucun effet secondaire sérieux n'a été observé. Il est question de rendre disponible cette formule sous forme de pilules, pour faciliter la thérapie et éviter le goût désagréable de ces thés.

Le traitement des « dix herbes » n'est pas encore accessible au public, mais les praticiens chinois qui utilisent plusieurs des mêmes ingrédients affirment obtenir normalement des guérisons de 80 % ou plus (c'est-à-dire une réduction de 80 % de la surface de peau endommagée), et quelquefois, des guérisons complètes. Il est conseillé à la plupart des patients d'essayer le médicament pendant au moins trois mois; un traitement complet peut prendre de quatre à six mois, au cours desquels le patient doit retourner une fois par semaine pour faire évaluer son état et renouveler son ordonnance.

Quelques établissements offrent des combinaisons standardisées sous forme de comprimés. Ces produits sont utiles pour des traitements d'entretien, pour accommoder les voyageurs ou les gens qui, pour une raison quelconque, ne peuvent infuser quotidiennement leur thé. Comme ils n'ont pas été conçus pour un individu en particulier, leur efficacité pourrait être moindre et les résultats, plus lents à venir.

Un cas parmi tant d'autres

Julie a six ans et souffre d'un grave eczéma depuis l'âge de trois mois. Quand elle était bébé, les crèmes stéroïdes prescrites par le médecin de famille permettaient un soulagement assez rapide de ses crises. L'eczéma marquait encore les joues de l'enfant, mais sa mère jugeait que le problème était tolérable. Un deuxième enfant est né alors que Julie avait trois ans. « Bien qu'elle semblait s'adapter à l'arrivée du bébé, son eczéma a littéralement explosé. Tout son corps en était couvert. »

La nuit, les parents se relayaient au chevet de leur fille pour l'empêcher de se « gratter au sang ». Tout ce que le médecin pouvait faire, c'était de prescrire des stéroïdes de plus en plus puissants. Un régime alimentaire sans produits laitiers et un traitement homéopathique n'ont rien donné. À cette époque, le père de Julie a lu un article portant sur le *Chi Centre* de Londres, un établissement qui se spécialise dans le traitement des maladies de la peau par les plantes médicinales chinoises.

« Le thé qu'elle devait boire était un liquide brun nauséabond d'un goût horrible, et qui mettait une éternité à infuser. Nous avons eu bien des difficultés à la convaincre de boire cette chose, même mélangée à ses boissons favorites. Le *Chi Centre* nous a alors mis en relation avec une autre famille. Julie a parlé au téléphone avec un enfant qui lui a dit que, bien sûr, le thé n'était pas buvable, mais que sa peau allait mieux. Nous avons donc continué le traitement, et après quelques jours, Julie dormait la nuit. Peu à peu l'état de sa peau s'est amélioré. Elle a bu ce thé pendant 18 mois. Nous avons terminé le traitement il y a deux ans. Cela fait maintenant trois ans que notre fille n'a pas besoin de stéroïdes. Une crème à base d'huile d'onagre permet de faire disparaître facilement les petites plaques d'eczéma qui apparaissent de temps en temps. Le traitement n'était pas donné, mais ça en a vraiment valu la peine. Au point où nous en étions, nous aurions fait n'importe quoi. »

Les remèdes homéopathiques sont constitués d'infimes doses de substances qui, en quantités plus importantes, provoqueraient chez une personne en santé des symptômes similaires à ceux du patient. Il s'agit ici du « principe de similitude » qui postule que le semblable guérit le semblable. La médecine traditionnelle, ou « allopathique », cherche plutôt àcontrer les symptômes: on parle alors d'une guérison par les contraires (les termes « homéopathie » et« allopathie » sont dérivés des mots grecs « *homoios* » qui signifie « semblable », « *allos* » qui signifie « différent », et « *pathos* » qui signifie « souffrance »).

Les remèdes s'élaborent à partir de plantes, de substances minérales et de métaux qu'on laisse macérer dans l'alcool afin de produire une « teinture mère » qui sera diluée à plusieurs reprises après avoir été chaque fois vigoureusement secouée (c'est le procédé de la « dynamisation »). Dans certains cas, pour produire des antidotes homéopathiques, on utilise aussi des toxines ou des antigènes comme les pollens, des poils d'animaux ou des acariens.

La solution obtenue est transformée en comprimés en y ajoutant du sucre. Ces comprimés sont gradués en fonction du nombre de dilutions successives de la teinture mère. Une goutte de teinture mère diluée dans 99 gouttes d'alcool ou d'eau distillée donnera une solution graduée à 1 CH (le C signifie centésimal et le H est la première lettre du nom du fondateur de l'homéopathie, le Dr Hahnemann). Une goutte de cette solution de nouveau diluée dans 99 gouttes d'alcool donnera une solution graduée à 2 CH. Les homéopathes affirment que la miction est d'autant plus puissante et précise qu'elle est diluée. Ils croient que le processus de dilution « dynamise » le remède et que les molécules mémorisent la structure de l'ingrédient actif.

On peut recourir à l'homéopathie pour traiter n'importe quelle maladie. Cependant, les praticiens insistent sur le fait que cette thérapie ne remplace pas les soins ou les chirurgies d'urgence. Les homéopathes prescrivent d'abord une seule dose du remède et observent ensuite les réactions du patient, tout changement d'état permettant d'évaluer l'effet du médicament. Dans les maladies chroniques comme l'eczéma, d'autres doses ou des remèdes alternatifs sont prescrits s'il n'y a aucune réaction.

Selon les homéopathes, les symptômes les plus anciens sont les derniers à disparaître, et la guérison procède de l'intérieur vers l'extérieur du corps. Une maladie des organes internes, par exemple, peut affecter la peau au cours du processus de guérison. Les patients sont avertis que leur état risque de s'aggraver avant de s'améliorer. La guérison est une crise. De vieux symptômes peuvent sévir à nouveau avant de disparaître. Si cela devient difficile à supporter, il faut demander conseil.

Avant de prescrire un remède, l'homéopathe procède à une évaluation complexe du patient: sa personnalité, son humeur, ses réactions, ses habitudes et, bien sûr, ses symptômes. L'eczéma est considéré comme une manifestation externe d'un désordre plus profond. Même si les médicaments homéopathiques sont en vente libre, il est vivement recommandé de consulter des professionnels.

Normalement, le patient peut suivre en même temps une thérapie traditionnelle et un traitement homéopathique. Mais il existe des points de frictions. Les homéopathes pensent que les crèmes stéroïdes diminuent les capacités d'auto-guérison et, par conséquent, l'efficacité de leur thérapie. Plusieurs associations de praticiens suggèrent donc de consulter un médecin homéopathe dans les cas d'eczéma, notamment pour gérer ce problème.

Parce que certains praticiens utilisent des préparations homéopathiques pour « immuniser » contre certaines maladies, les homéopathes ont été entraînés dans des controverses parfois vives sur la vaccination des enfants, une cause majeure d'anxiété pour les parents d'enfants atopiques. Certains thérapeutes en médecine douce pensent que le point de vue traditionnel (voir p. 63) ne tient pas suffisamment compte des risques à long terme de certains vaccins. Beaucoup d'entre eux endossent la vaccination traditionnelle contre des maladies comme le tétanos et la poliomyélite. D'autres expriment des réserves sur certains vaccins dont les bénéfices ne justifieraient pas les risques (coqueluche, et oreillons-rougeole-rubéole entre autres) et recommandent l'immunisation homéopathique comme solution de rechange. De telles décisions sont sources d'angoisse pour les parents. Le débat est trop complexe pour en traiter ici, mais un homéopathe de formation médicale est bien outillé pour évaluer les arguments des deux côtés, et se fera un plaisir d'en discuter avec vous.

Les remèdes homéopathiques courants contre l'eczéma

Même si deux personnes souffrant des mêmes maux ne reçoivent pas nécessairement le même traitement, voici quelques remèdes homéopathiques courants:

- Pour des lésions cutanées suintantes et craquelées avec démangeaisons: le *graphite.* Si les démangeaisons s'intensifient la nuit: le *pétrole*
- Pour un eczéma avec croûtes et suintements que l'humidité aggrave: le *dulcamara*
- Pour une condition de peau sèche qui démange et que le froid aggrave: l'*arsenicum album*
- Pour les démangeaisons intenses aggravées par la chaleur: le *sulfure*
- Pour soigner l'eczéma avec peau grasse et plaques à vif, surtout au niveau des lignes de contour de la chevelure: le *natrum muriaticum*
- Pour les symptômes d'eczéma associés à la constipation: le *calcarea carbonicum.*

L'homéopathie occupe une position singulière en médecine. Sa philosophie est d'une certaine façon contraire à celle de la médecine traditionnelle, et pourtant des médecins pratiquent l'homéopathie. En 1948, lorsque le régime public d'assurance-santé a été instauré en Grande-Bretagne, l'homéopathie devint la seule thérapie naturelle défrayée par l'État.

Plus de 2000 médecins du Royaume-Uni ont reçu une formation en homéopathie. L'appui déclaré de la famille royale britannique, et le fait que des membres de celle-ci y aient recours depuis longtemps, ont contribué à maintenir le prestige de cette thérapie et à augmenter sa popularité. Mais plusieurs médecins restent très méfiants.

Une objection courante se réfère au contenu actif des médicaments homéopathiques les plus puissants. Ces remèdes sont si dilués qu'ils ne contiennent probablement plus aucune molécule de la substance active originelle. Il ne resterait que de l'eau ou de l'alcool. Aucune théorie scientifique acceptable n'explique leur mode d'action (bien que des efforts récents ont tenté de contourner cette objection par les capacités de la molécule à mémoriser, sous forme électromagnétique, les structures de la substance active). De plus, les expériences formelles sur l'homéopathie ont donné des résultats mitigés, et elles ne peuvent pas nécessairement être reproduites.

Tout en concédant que les remèdes homéopathiques ne présentent aucun danger, même pour les bébés et les jeunes enfants, plusieurs médecins attribuent les succès obtenus à l'effet « placebo » (c'est-à-dire à l'effet thérapeutique de l'autosuggestion). Cependant, des vétérinaires utilisent l'homéopathie et obtiennent des résultats, par exemple en réduisant l'incidence des fausses couches chez les truies. Des résultats ont aussi été obtenus dans le traitement des plantes. Il est difficile d'expliquer ces résultats par un effet placebo. Parmi les études expérimentales qui plaident en faveur de l'homéopathie, mentionnons:

- De nombreuses études de laboratoire sur des tissus animaux et humains ont mesuré les effets des préparations homéopathiques sur les niveaux d'hormones, les enzymes et la réponse immunitaire.

- Des preuves de certaines propriétés analgésiques et antivirales des préparations homéopathiques.
- Une étude controversée publiée dans *Nature*, une prestigieuse revue scientifique, qui rapporte les effets déclenchés dans les cellules de l'organisme par une préparation homéopathique. Les résultats de cette étude furent reproduits avec succès dans plusieurs laboratoires.
- D'autres études sur les résultats obtenus dans le traitement de maladies chroniques comme l'arthrite, le rhume des foins, la fibrosite (rhumatisme musculaire), la migraine et même certaines maladies virales comme la grippe.

Une de ces études montre que les trois quarts des adultes et 90 % des enfants traités pour l'eczéma atopique ont vu leur état s'améliorer de manière significative après un traitement homéopathique. Par contre, la durée même du traitement (en moyenne près de deux ans pour les adultes et deux ans et demi pour les enfants) laisse place à des possibilités d'améliorations spontanées. Il n'y a pas eu de comparaison avec d'autres traitements, avec aucun traitement, pour vérifier que l'amélioration était bien due à l'homéopathie.

Une autre étude a comparé un traitement traditionnel et un traitement homéopathique pour soigner des enfants affligés d'eczéma atopique. Aucune différence n'a été mise à jour. Ceci démontre au moins que l'homéopathie est aussi efficace que les stéroïdes, sans présenter le moindre danger.

Un cas parmi tant d'autres

Michael, un jeune de 10 ans, était très malheureux et souffrait d'un eczéma qui rendait toute la peau de son corps sèche et galeuse. L'affection s'était déclenchée à la mort de son oncle, la seule « image paternelle » qu'il ait jamais eue. Lorsque sa mère l'a amené pour une première consultation, maussade, il s'est rebuté, s'est écrasé, a contemplé ses pieds et a répondu aux questions de façon abrupte. Finalement, il a admis qu'on se moquait de lui à l'école et qu'il redoutait les cours de gymnastique à cause de l'apparence de sa peau, ce qu'il n'avait jamais avoué à sa mère auparavant.

Cette dernière ne voulait plus utiliser de crèmes stéroïdes (lesquelles n'avaient guère aidé, de toute façon), mais elle cherchait désespérément un traitement qui pourrait alléger la misère de Michael et diminuer les démangeaisons qui le gardaient éveillé des nuits entières. Un homéopathe, ayant pris note de l'affliction du garçon face au décès de son oncle, lui a prescrit un médicament en fonction de cela. Pendant une semaine, l'eczéma s'est aggravé. La mère de Michael, inquiète, était au téléphone à la journée longue. Finalement, elle a décidé de laisser agir le temps.

Peu à peu, l'état de la peau de Michael s'est amélioré, et, bien que l'homéopathe ait continué à le voir chaque mois, il ne lui a plus prescrit de médicament (les homéopathes affirment que, lorsque des changements positifs se produisent, la guérison a commencé, et les remèdes ne sont plus nécessaires).

Après cinq mois, Michael était pour ainsi dire débarrassé de son eczéma, et était devenu un tout autre garçon: il était vivant, bavard, et faisait des clins d'œil en expliquant avec excitation combien il adorait ses nouveaux cours de natation.

CHAPITRE 10

Comment choisir un thérapeute en médecine douce

Indices et lignes directrices pour trouver une aide fiable

Bien que toutes les formes de médecine douce connaissent un regain de popularité dans la plupart des pays occidentaux, il n'est pas toujours facile de trouver le thérapeute qui puisse nous aider. Lorsque vous avez choisi le type de thérapie qui vous convient, il n'existe malheureusement pas, en médecine douce, de systèmes comparables à ceux qui existent en médecine traditionnelle pour vous conseiller. Vous devez donc prendre sur vous la responsabilité de trouver le bon thérapeute et de vérifier s'il est qualifié, expérimenté et, de préférence, s'il a la réputation d'améliorer l'état de santé de ses patients.

Choisir un thérapeute parce qu'il vous a été recommandé par quelqu'un que vous connaissez est l'idéal. Si vous ne connaissez personne ayant été bien soigné par des thérapeutes en médecine douce, renseignez-vous auprès d'amis, de voisins ou de collègues de travail. Que quelqu'un souffrant de la même affection que la vôtre vous recommande un thérapeute est particulièrement encourageant. Si vous faites partie d'un groupe de soutien aux patients, vous y rencontrerez presque toujours des gens ayant essayé certaines techniques de thérapies en médecine douce. Souvent, des groupes se forment afin de permettre aux gens de se rencontrer et d'échanger des informations.

Si vous ne trouvez toujours pas, renseignez-vous auprès du personnel de votre clinique médicale locale (voire votre dentiste, lorsqu'il s'agit de thérapies courantes, comme l'acupuncture et l'homéopathie). Tous ne feront pas bonne réception à cette sorte de requête, mais vous serez surpris de constater que beaucoup sont très ouverts d'esprit. Vous ne serez probablement pas le premier patient à vous informer à ce sujet!

La plupart des praticiens dans les cliniques connaissent les thérapeutes en médecine douce qui pratiquent dans la région (souvent parce que des patients leur ont parlé de traitements qui avaient réussi) et sont prêts à vous fournir le nom de ceux qui ont une bonne réputation, même s'ils ne vous en recommandent pas un officiellement. De nos jours, dans certains cabinets, au moins un des médecins a une formation dans une des techniques naturelles, ou a travaillé avec des thérapeutes en médecine douce dans leurs cabinets. Consulter un tel médecin peut vous permettre d'avoir un traitement gratuit s'il existe, dans votre pays, un service de santé public. Plusieurs autres cabinets sont acquis aux principes de la médecine douce et veulent bien référer leurs patients à d'autres thérapeutes locaux.

Si vous n'obtenez toujours pas de renseignements de cette façon, essayez de consulter d'autres sources locales, comme la librairie ou les boutiques d'aliments naturels (le nom des thérapeutes locaux qualifiés sont souvent bien connus). Les thérapeutes se connaissent aussi entre eux. Ainsi, si on vous recommande un excellent thérapeute, mais qu'il n'exerce pas la thérapie que vous avez choisie, demandez-lui de vous conseiller un autre thérapeute de sa connaissance.

Dans plusieurs grandes villes, il existe un centre de santé en médecine douce, et plusieurs thérapeutes y exercent différentes thérapies. Les meilleurs centres vous offriront une première consultation lors de laquelle votre cas sera étudié par un groupe de praticiens afin de sélectionner les meilleures formes de traitement. Mais cette approche multidisciplinaire est relativement nouvelle et plutôt rare. Encore une fois, si la thérapie que vous désirez suivre n'est pas offerte à ce centre, on peut vous y conseiller d'autres thérapeutes qui travaillent dans la région.

Les centres et les cabinets privés spécialisés en médecine douce peuvent être inscrits dans les *Pages jaunes* de votre région, dans les journaux, les librairies, les permanences d'entraide sociale et les centres d'information. Vous pouvez aussi contacter des organisations qui s'occupent de médecine douce ou des organismes nationaux de thérapeutes, lesquels, en général, fournissent des informations et une liste de leurs membres pratiquant dans votre région (parfois contre certains frais de service).

10 façons de trouver un bon thérapeute

- De bouche à oreille (en général, la meilleure recommandation)
- Un cabinet de consultation ou une clinique médicale
- Des groupes locaux de soutien aux patients
- Les centres locaux spécialisés en médecine douce
- Les spas ou les centres de traitement esthétique
- Les tableaux d'affichage dans les boutiques d'aliments naturels, ou le personnel qui y travaille
- Les organisations nationales de thérapeutes
- Les réseaux informatiques (il vous faut un modem)
- Les *Pages jaunes* locales, les journaux ou les revues
- Les librairies et les centres d'information

Choisir un thérapeute

Avec un peu de chance, on vous a conseillé directement un thérapeute avec qui vous vous sentirez en confiance, et dont vous serez sûr des antécédents. Si vous n'avez obtenu que très peu de recommandations personnelles et avez dû faire certaines recherches, vous vous serez probablement armé d'une liste de possibilités. Comment procéder ensuite?

Pour choisir un thérapeute en médecine douce, sachez que la plupart ont une excellente formation, qu'ils sont bienveillants et compétents. Mais gardez bien en tête ceci: il n'existe aucune mesure de dissuasion pour éviter que les escrocs et les charlatans n'aient pignon sur rue, même s'ils n'ont que très peu d'entraînement. Il est recommandé à quiconque cherchant l'aide d'une thérapie en médecine non traditionnelle de se poser certaines questions, dont:

- Quelles sont les qualifications et la formation du thérapeute?
- Depuis quand pratique-t-il sa discipline?
- Appartient-il à un organisme professionnel reconnu ayant un code de déontologie déposé?
- A-t-il une assurance-indemnité professionnelle?

Sentez-vous toujours libre de poser de telles questions avant de demander un rendez-vous pour consultation, et éliminez tout individu qui vous répondrait de façon évasive. Soyez prudent afin de ne pas vous faire soigner par un soi-disant thérapeute, qui, pour toute formation, n'aurait suivi qu'un stage de quelques jours.

Vérifier le sérieux des organismes professionnels

Si un thérapeute est membre d'un organisme professionnel, tâchez, au départ, d'obtenir plus d'informations au sujet de cet organisme. Les questions que vous devriez alors poser comprennent:

- Quand l'organisme a-t-il été fondé?
- Combien de membres y sont inscrits?
- Les membres proviennent-ils d'un peu partout? Les regroupements qui existent depuis 50 ans et ont beaucoup de membres sont en général mieux organisés et mieux acceptés que ceux qui ont débuté il y a une semaine dans la salle de séjour d'un particulier.
- L'organisme fait-il partie d'un réseau plus vaste d'organisations professionnelles? Les organismes représentant les principales thérapies appartiennent

souvent à une organisation ombrelle soutenant les buts et les normes de la médecine douce en général. Les groupes qui « s'occupent totalement de leurs propres affaires » peuvent être moins aptes à adhérer aux normes professionnelles et éthiques reconnues.

- L'organisme n'accepte-t-il que des membres ayant des qualifications reconnues? Les corps professionnels importants peuvent être reliés à des établissements qui forment des thérapeutes, ou alors ils établissent des normes pour superviser leur formation. Néanmoins, méfiez-vous des petites organisations qui sont étroitement reliées à un établissement ou un collège en particulier: ils peuvent ne plus avoir suffisamment d'indépendance pour se permettre d'évaluer les compétences.
- L'organisme a-t-il un code de déontologie, une procédure relative aux plaintes et des procédures disciplinaires appliquées lorsque les membres ne se conforment pas aux normes de l'organisme?
- S'agit-il d'un organisme de bienfaisance (philanthropique), d'une organisation coiffant des institutions de formation ou d'une firme privée? En général, les institutions de formation et les organismes philanthropiques ont pour but de promouvoir la thérapie et de servir les intérêts des patients. Les firmes privées peuvent être plus attirées par les gains financiers.
- Les membres sont-ils protégés par une assurance-indemnité professionnelle contre les accidents ou les fautes professionnelles? Cette mesure de protection oblige le praticien à exercer avec professionnalisme à tous points de vue, et à tenir compte du bien-être du patient.

Vérifier la formation et les qualifications du thérapeute

À ce point de votre recherche, vous désirez peut-être avoir plus de détails sur les qualifications d'un thérapeute donné. Théoriquement, les informations fournies par une organisation réunissant des thérapeutes décrivent les qualifications reconnues et expliquent ce que signifient les lettres qui suivent le nom du thérapeute. Sinon, vous devez demander de plus amples explications à l'organisation, y compris:

- Combien de temps dure la formation?
- S'agit-il d'une formation à temps plein ou à temps partiel?
- Comprend-elle une formation pratique sous supervision auprès des patients? Une formation qui ne serait que théorique ne peut vous renseigner sur l'habileté d'un thérapeute à soigner un patient. Il est peu probable que, dans un tel cas, le thérapeute ait reçu une formation complète.
- Les qualifications sont-elles reconnues? Si oui, par qui?

Si l'une des principales thérapies vous intéresse, trouver un thérapeute qualifié en médecine est une mesure de sécurité additionnelle, surtout si vous êtes indécis ou nerveux face aux traitements naturels. Plusieurs médecins sont formés en homéopathie, en médecine par les plantes ou en acupuncture (peu en remèdes par les fleurs ou en aromathérapie). Si vous habitez près d'une grande ville, vous devriez en trouver un facilement; si vous habitez en banlieue ou à la campagne, le trajet risque d'être plus long!

Faire un choix

Une fois que vous vous êtes assuré des antécédents de chacun des thérapeutes, la sélection finale peut reposer sur l'intuition ou sur l'essai. Un cabinet de consultation luxueux peut suggérer que le thérapeute est populaire ou qu'il réussit bien financièrement parlant; cela ne signifie pas qu'il soit un excellent praticien. D'un autre côté, si l'environnement ne vous plaît pas, ou si le thérapeute ou le personnel du cabinet vous mettent mal à l'aise, laissez-vous guider par votre intuition. N'ayez jamais crainte de quitter un lieu ou d'annuler un rendez-vous si vous ne vous sentez pas heureux avec le thérapeute, le cabinet de consultation ou le traitement.

Précautions à prendre

- Si vous êtes une femme et si vous devez vous dévêtir, sentez-vous libre de vérifier si vous serez accompagnée, et de demander à une personne du même sexe que vous d'être présente lors de la consultation. Si le thérapeute refuse, quittez les lieux. Il n'est pas besoin de préciser que toute avance sexuelle de la part d'un thérapeute est un manquement à l'éthique professionnelle. Ceci ne devrait jamais avoir lieu. Si quoi que ce soit vous met mal à l'aise à ce chapitre, quittez aussitôt le cabinet de consultation.
- Vous ne devriez jamais arrêter brusquement un traitement en chimiothérapie (par des substances chimiques ou des médicaments) sans en avoir tout d'abord discuté avec votre médecin. Soyez

extrêmement suspicieux face à un thérapeute qui vous donnerait un tel avis.

- La majorité des thérapeutes en médecine douce ont des cabinets privés, et vous devriez vous attendre à payer le taux en vigueur pour une consultation professionnelle (plusieurs thérapeutes baissent leur prix lorsqu'il s'agit de soigner un enfant ou un patient ayant de faibles revenus). Soyez prudent si un praticien vous demande des sommes d'argent exorbitantes, ou s'il vous « promet » la « guérison ».

Que faire si rien ne va plus

La plupart du temps, les patients insatisfaits le sont parce que le traitement n'a apporté aucune amélioration à leur état de santé. Si tel est votre cas, demandez-vous tout d'abord si vous avez essayé honnêtement de bien suivre le traitement. L'avez-vous entrepris avec une attitude positive? Avez-vous suivi toutes les recommandations? L'avez-vous suivi suffisamment longtemps? Plusieurs thérapies naturelles demandent un certain temps avant d'obtenir des résultats, et certaines peuvent même, au début, provoquer une recrudescence des symptômes avant qu'il n'y ait amélioration.

Seulement alors, vous pouvez vous demander si le thérapeute essayait véritablement de vous aider. Aucune thérapie ne peut garantir une guérison totale, et il se peut que vous deviez envisager de suivre une autre sorte de thérapie.

Cependant, si, pour quelque raison que ce soit (que le traitement réussisse ou non), vous avez l'impression que le thérapeute est incompétent, vous fait du mal, prend des risques ou agit de façon non professionnelle ou sans suivre les codes de déontologie, il faut réagir, au moins dans le but de protéger les futurs patients. Voici les sortes d'actions que vous pouvez prendre:

- Si vous vous sentez suffisamment sûr de vous, en discuter avec le thérapeute. Il peut ne pas s'être rendu compte du problème et être prêt à rectifier la situation aussitôt.
- En parler avec ceux qui vous l'ont recommandé, et avec quiconque qui, à votre avis, pourrait être intéressé. Ceci est une des sanctions les plus efficaces puisque les mauvais thérapeutes perdent vite leur réputation et leurs patients. (Ne répandez surtout pas de rumeurs malveillantes fausses. Vous risqueriez une action en justice pour diffamation.)
- Faites un rapport auprès de l'organisme professionnel dont le thérapeute est membre. D'où l'importance de savoir, au préalable, s'il est membre d'une organisation ayant un code de déontologie.
- Si vous êtes vraiment mécontent et avez une plainte à porter contre le thérapeute, vous devriez le poursuivre en justice. Ceci peut vous coûter cher à moins qu'il ne s'agisse d'un acte criminel, dans quel cas vous devez faire directement rapport à la police. Sinon, consultez un avocat ou demandez de l'aide à un bureau pour les droits des citoyens ou à un service-conseils.

Conclusion

Malgré certaines histoires apeurantes au sujet de thérapeutes sans scrupules ou sans formation qui profitent de gens crédules ou désespérés, la plupart des thérapeutes en médecine douce sont des professionnels de bonne réputation. Ils ont investi beaucoup de temps et d'argent dans leur formation, et consacrent énormément de soin et d'attention à l'exercice de leur profession. Il vous faut choisir avec précaution, mais ce n'est pas une mauvaise chose. Il a été prouvé que de prendre certaines responsabilités face à son état de santé et de jouer un rôle actif dans un traitement aide à soigner une affection. Votre corps et votre esprit sont en jeu: il est nécessaire de bien les traiter, de passer du temps et de faire des efforts pour choisir quelqu'un qui pourra vous aider, qu'il s'agisse d'un médecin traditionnel, d'un thérapeute en médecine douce, ou d'un praticien ayant les deux formations.

En dernier lieu, vous êtes libre d'évaluer un traitement en cours et de décider s'il vous convient ou non. Si la réponse est négative, réagissez, mais ne perdez pas tout espoir. Une approche différente peut donner d'excellents résultats.

Il vous faudra peut-être chercher avant de trouver une thérapie et un thérapeute qui peuvent vous faire du bien, mais quelqu'un souffrant d'eczéma a de grandes chances de trouver des types de traitement qui offrent un grand soulagement. Ils peuvent aussi vous apporter d'autres bénéfices: une sensation de meilleure santé, de calme, de bien-être, sans compter que vous connaissez maintenant quelqu'un en qui vous pouvez avoir confiance et vers qui votre famille pourra se tourner si d'autres problèmes de santé les affectent dans le futur.

Lexique

Stade aigu de la maladie À court terme

Allergène Substance susceptible d'activer, de produire une réaction allergique

Allergénique Qui provoque une allergie

Allergie Symptômes dus à une réaction immune idiosyncratique à un produit identifié en général comme non nocif

Asthme Maladie respiratoire de type allergique caractérisée par une respiration sifflante due au rétrécissement des voies respiratoires

Atopie / Atopique Tendance allergique d'origine génétique qui augmente les risques d'asthme, d'eczéma et de rhume des foins

Candida Type d'infection fongique (levure) ou mycose, connue plus communément sous le nom de muguet

Cellule Le constituant de base de tous les tissus organiques

Maladie chronique De longue durée

Dermite Affection de la peau, de l'épiderme, connue aussi sous le nom d'eczéma

Épiderme Couche externe de la peau

Rhume des foins Réaction allergique due en général à une exposition au pollen, provoquant un nez qui coule et des yeux enflammés

Histamine Produit chimique généré par l'organisme et impliqué dans les réactions allergiques

Holistique Qui tient compte de l'individu dans son entier

Mélanine Pigment de la peau qui nous protège contre les rayons du soleil

Placebo Substance inerte, par exemple un comprimé de magnésie, qu'une personne croit contenir un médicament actif. Souvent utilisé pour comparer les effets des médicaments. Peut provoquer des effets bénéfiques et des effets secondaires autres, que l'on croit être de nature psychologique, connu sous le nom d' « effet placebo »

Qi (ou *chi*) Dans la philosophie orientale, l'énergie de la vie circulant à travers l'univers et à travers chacun des organismes (appelé *ki* au Japon, *prana* en Inde)

Glande sébacée Glande de la peau sécrétant le sébum, une matière grasse ou lipide

Sébum Sécrétion graisseuse des glandes sébacées situées dans la peau

Stéroïde Type d'hormone. Certains stéroïdes sont produits naturellement par l'organisme, d'autres sont fabriqués en pharmacologie et prescrits comme médicaments

Urticaire Éruption cutanée allergique

Index

BON DE COMMANDE

Qté	Titre	Prix (taxe incluse)		Total
		Canada	Europe	
	Vaincre les allergies	13,60 $	9,95 €	
	Vaincre l'arthrite et le rhumatisme	13,60 $	9,95 €	
	Vaincre la migraine	13,60 $	9,95 €	
	Vaincre l'intestin irritable	13,60 $	9,95 €	
	Vaincre le diabète	13,60 $	9,95 €	
	Vaincre la fatigue chronique	13,60 $	9,95 €	
	Vaincre l'infection urinaire	13,60 $	9,95 €	
	Vaincre l'asthme	13,60 $	9,95 €	
	Vaincre le psoriasis	13,60 $	9,95 €	
	Vaincre la candidose	13,60 $	9,95 €	
	Vaincre l'eczéma	13,60 $	9,95 €	
	Vaincre le mal de dos	13,60 $	9,95 €	
	Frais de livraison	3,50 $	5 €	
			Grand total	

Modalités de paiement et de livraison au verso

...MMANDE

...é(s) à la page précédente.

_______ €

...oste à :

Montréal (Québec) H2R 2W8
Canada

Nom ____________________

Adresse ____________________ App. ______

Ville ____________ Pays ____________ Code postal ______

No. de téléphone ____________________

☐ Visa ☐ Mastercard ☐ Amex Date d'expiration : | | |

No de la carte | | | | | | | | | | | | | | | | |

Signature ____________________

Nom (lettres carrées) ____________________

Vous pouvez également commander :

par téléphone : (514) 272-0433
par télécopieur : (514) 272-7234
par Internet : www.modusaventure.com